U0029949

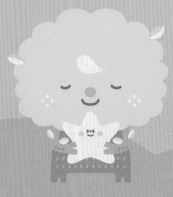

視覺 專注力遊戲在家輕鬆玩 ⑤

新手父母

編碼闖關遊戲

陳宜男◎著

專業職能治療師‧星願樹職能治療所院長

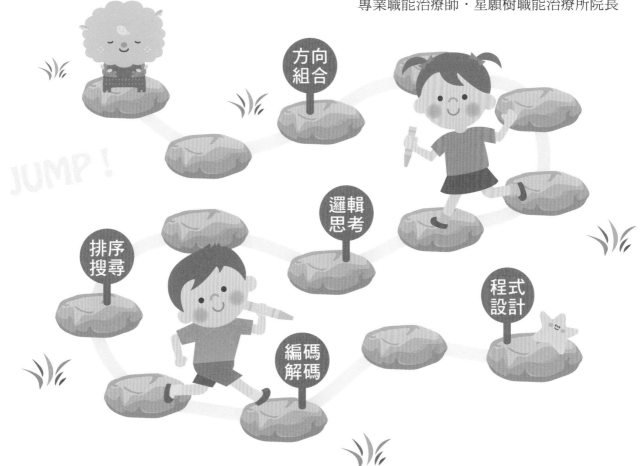

輕鬆蹲馬步，思考功力倍增

王意中　王意中心理治療所所長／臨床心理師

「什麼？你有沒有說錯，要孩子這麼小就學習硬梆梆的邏輯思考？程式設計語言？他能懂嗎？我有能力教嗎？」稍安勿躁，別被「邏輯思考」「程式設計語言」這些字眼給嚇壞、愣住了。

請讓我娓娓道來。

原本，我的刻板印象也和你一樣。心想，當我們太過於使用說理、填鴨的方式，不只孩子無法理解（有時，大人也不知道自己在說什麼），親子之間也容易因為這說教般、強迫灌輸的方式，而彼此產生衝突與挫折，爸媽教不會，孩子不想學。更甚者，揠苗助長，讓孩子對於所學內容更加厭惡，這可真的是賠了夫人又折兵，得不償失，令人懊惱。

但重點就在這裡了。

誰說要爸媽這樣教？

遊戲、遊戲，遊戲。以遊戲為媒介，化為學習的入場券、潤滑劑，在遊戲中，隱藏著絕佳的武功，不著痕跡地，讓孩子在不知不覺中，透過紙本、不插電的方式，下載並累積在未來學習當中，所需具備的邏輯思考與程式設計語言能力。

原來，邏輯思考與程式設計語言，竟然可以在這麼小的年紀，就開始蹲馬步、練基礎。

要將冰冷生硬的邏輯思考與程式設計語言，化為孩子主動學習的不插電練習本，這絕非任何的專業人員都可勝任。

　　這樣的超凡功力，真的得需要透過長期在實務經驗中，對孩子發展的細膩了解與觀察，貼近當下孩子的學習模式，經年累月的實作與理論的搭配，才有辦法讓孩子一步一步的，燃起學習的動機與樂趣，欲罷不能、入戲與著迷，同時也提升了自己的能力。

　　在這本遊戲書中，作者陳宜男職能治療師就是具備了如此的專業功力，透過一把神奇的鑰匙，開啟孩子的學習動機，讓爸媽能夠輕鬆愉快陪伴著孩子，走進邏輯思考的曼妙世界裡。

　　作者神奇地，透過一道又一道的遊戲，如同美味的佳餚，讓孩子們垂涎欲滴，胃口大開。更重要的是，每一道遊戲在底層都蘊含著扎實的理論基礎。

　　小小腦袋，大大潛力，讓孩子的邏輯思考軟體升級，程式設計語言紮根。本書扮演了啟蒙的作用，推薦給您。

在遊戲中培養孩子的
程式設計基礎

張通銘 彰基兒童神經科主治醫師

跟宜男老師認識可追溯至 10 年前，當時他在彰基創立 ADHD 感覺統合職能訓練，陸陸續續邀請他到我的妥瑞 ADHD 病友團體演講，題目從在家如何訓練專注力（如：迷宮訓練），到最近的 ADHD 親子互動及居家方案，驚覺陳老師過人的創造力，可以把傳統藉由物質增強以培養兒童主動學習動機的集點法升級為 2.0 版的非物質誘惑訓練方法「時間銀行」。

很榮幸受邀為新書題序，內容承襲陳老師一貫作風「用腦用對方法」的精神，巨細靡遺闡述在人工智慧(AI)、大數據分析、5G 網路等大量仰賴電腦作為生活媒介的當下，如何用科學邏輯的方式，超前部署訓練兒童程式設計的概念呢！

本書有系統為孩子設計在遊戲中培養程式設計的基礎概念，將複雜繁瑣的電腦理論（如演算法、編碼、解碼、除錯等），用生活化的遊戲方式（形狀、顏色、順序等）建構還在發育中的兒童大腦中，這些對兒童未來真正接觸電腦程式設計奠立穩定的基礎。

個人非常同意，不論對程式設計有沒有興趣，利用本書從小培養邏輯思考的能力對於日後生活就業、溝通學習、休閒娛樂也都非常重要，所謂登高必自卑，行遠必自邇，如何操縱網路硬體迎刃有餘呢？相信本書扮演敲門磚的重要角色。

面對像陳老師這樣一位不斷精進於開創職能領域的產學新秀，我有幸及早相遇，更慶幸可以一路陪伴成長，未來期待這塊土地上更多的小孩因此書而受益。

不用盯著電腦，
玩樂過程中建立小朋友的程式邏輯

許智超 超幸福企業工程師

林星宇 竹科雙胞胎爸／瑞昱半導體專案副理

　　家長眼中的陳老師，是個專業、令人信賴的職能治療師。身為 20 餘年老朋友的我們，看到的則是中學時代「不務正業（學生）」的好夥伴，當時在嚴峻升學、補習的夾縫中，還能一起廢寢忘食的發明手製卡牌桌遊、熱烈研究電腦遊戲對弈、鑽研討論橋牌的排列組合，奠定了一輩子為了遊戲而活的根基。而現在的他，將中學時期的充滿創意的想法，巧妙應用在遊戲書的創作之中，已儼然是發明許多創意遊戲、玩具與教具的熱血青年。

　　我們倆（智超、星宇）從求學到現在服務於科技產業，回想起來，高中時期不斷發明自覺有趣的遊戲，在構思遊戲規則、設計遊戲道具之中確實訓練了計算及邏輯，並內化成為理工的思維模式，潛移默化之下注定選了相關的人生道路，陳老師選擇遊戲創作，而我們倆選擇了燒腦的科技產業。不過，在過去資訊不發達、相對封閉的年代，確實還有些不足之處，誠如本書前言所述，我們這一代還是專注於製造「遊戲機」的階段。而現在的世代，則是著重於創造各式各樣的「軟體」在日常生活中流動，需要培養的是能夠在程式設計邏輯下，加上創造力及想像力，創造生活及應用連接，就宏觀而言，這已經在展開未來。

　　這本書中所設計的遊戲，透過陳老師的創意腦及職能治療專業，相當適合懂得程式設計卻又不知道如何深入淺出的激發孩子興趣的家長，讓他們可以陪著孩子一起在玩樂中動動腦筋，培養邏輯力、創造力、專注力與觀察力，為台灣未來的科技產業培養更多的人才。

玩遊戲
創造自己的生活程式

郭穰榛 衛生福利部桃園醫院職能治療科主任

　　遊戲是做好玩的事，讓孩子產生一股腦的衝動，想要一直玩，反覆操作，持續練習的過程，是獲得動機、快樂及成就感最有效的媒介，所以透過遊戲的方式，能幫助孩子更有效率的學習與成長。

　　當宜男告訴我，他將出一本關於電腦程式設計啟蒙書時，我的心中充滿了疑惑，一位專業的職能治療師，又是兒童發展及視知覺的專家，怎跨足到生硬的資訊領域，又要寫一本教導孩子的工具書。

　　但當我看到這本書的內容後，著實驚艷，此書將艱深的程式設計概念與思維，透過色彩豐富的紙本遊戲關卡呈現，將抽象難懂的程式語言，轉化為宜男擅長的視知覺元素，使操作時更加有系統且簡單有趣，一步一步建構出程式設計的概念，在認知邏輯及執行功能上也有很大的助益，算是個創舉。

　　所有學習都要有動機和情境，才能事半功倍，此書內容不要當成作業或是工作，就是玩場有趣的遊戲，輕鬆的練習，動動腦，也能將手邊的事物或生活素材拿來類化，當個新手設計師，創造出專屬自己的生活程式。

認真快樂玩邏輯，學程式設計

麥建方 台灣兒科醫學會 理事

　　我認識陳宜男治療師，是在一次彰基兒童神醫張通銘醫師主辦的教育演講。那時候就覺得這位治療師很厲害，他用看似信手捻來的卡通人物與漫畫英雄，瞬間拉近與專注力不足或情緒障礙孩子之間的距離，在信任感滲透的過程中，無縫導入結構性的職能訓練技巧，這樣精彩的演示讓我大為驚艷。我當場搜尋他的粉專，秒從路人變鐵粉。

　　粉專裡當然可以看到他顯赫的經歷，年紀輕輕就已經是彰化縣職能治療師公會創會理事長、全國聯合會理事等，一堆任何人都可以拿來吹噓的抬頭；而現實生活裡，他卻是我那天遇到的謙和有禮、充滿愛心、一點都不張揚的治療師。

　　身為兒科醫師，我們經常會遇到一些需要在專注力或情緒控管上被訓練、被復健的兒童。這些孩子的問題不只是發燒、咳嗽、拉肚子，不是一包藥物就能解決的簡單事情。這些問題需要被關心、辨識、覺知、討論與處理。很高興隨著社會與科學的進步，孩子的權益與身心問題被重視、腦部與神經發展也累積大量的科學實證，迅速發展出一套系統性、結構性的解決方案。在許多醫師與治療師的緊密配合下，許多孩子得到了更妥適、更量身訂做的治療。這裡頭學問之廣之深、很難一言道盡。有時候轉介治療師的孩子回診，我關心一句：「復健的情形還好嗎？」常常只得到一句，「啊知，好像就只是安排一些課程讓他去玩！」在我有點氣餒想要解釋的時候，往往又接了一句，「不過，好像真的改善很多耶！」真是啞然失笑。

　　盆栽裡的樹，也許澆水就會長高，但是窗戶的陽光從哪裡照射進來，卻決定了樹苗成長的方向。就如同我認識陳宜男治療師的第一天，他演示的臨床技巧一樣，這些結構性的治療是包裝在愉悅的遊戲之中，包裝在一個孩子與治療師共同認識的 Poli 卡通人物當起點，介接在被精心設計的星願樹遊戲歷程，在孩子的大腦裡啟動作業系統，植入驅動程式，修復軟體臭蟲、改善邏輯迴路、啟動孩子無限可能，然後繼續認真的遊戲、快樂的遊戲、遊戲沒有終點。很榮幸讓我認識陳宜男兄，很榮幸能在這裡推薦這本書，很榮幸在這裡寫序。

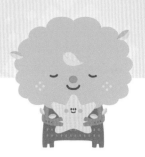

在快樂中學習效果加倍

　　2018 年底的某一天，已一起合作出版四本書的新手父母責任編輯傳了 LINE 的訊息給我：「最近很流行紙面遊戲學習電腦程式的概念，不知道您是否有規畫這部分的遊戲呢？」並且寄了幾本書給我參考，因為這個主題非常吸引我，所以還沒收到書就迫不及待跑到書局先行添購了幾本，經過一番研究後，腦中的小宇宙突然大爆發，不到一個禮拜就設計了 30 個遊戲，展開了這本書的序曲。這本書裡的遊戲，除了涵蓋程式設計的基本概念外，也融入了我本身擅長的視知覺技巧（視覺區辨、視覺記憶、空間關係、形狀恆常、順序記憶、前景背景、視覺完形），讓遊戲更具多元性與豐富度。

遊戲可提升孩子的參與動機，在快樂中學習效果加倍

　　設計遊戲給孩子們玩一直以來是我最熱衷的事情之一。從 2010 年開始，這十年來也陸續出了四本遊戲書，無論是視知覺技巧、專注力、閱讀能力、日常生活功能、學校課業、人際互動等都可以設計成有趣的遊戲，提升孩子們參與的動機，在快樂中學習效果更加倍。

陪孩子玩遊戲，好處可多得很呢！

　　除了設計遊戲給孩子玩，我也相當重視「家長是否也陪著孩子一起玩」。經常有家長跟我說：「陳老師，你設計的遊戲有時候難度有點高，孩子需要大人陪伴才能完成。」我總是回答：「這正是我的用意。」

　　其實「大人陪著玩」與「孩子自己玩」，各有其好處，可相輔相成。孩子可以透過大人的陪伴學習相關經驗，當有朝一日獨自面對困難與問題時，就可以善用這些習得的經驗來嘗試解決問題。

陪孩子玩遊戲的好處究竟有哪些呢？

⭐ 培養一起解決問題的默契

⭐ 相互了解對方的思考模式

⭐ 探索孩子的興趣、優勢與潛能

⭐ 經驗傳承，孩子趁機學習大人解決問題的方法

⭐ 大人展現認真的態度與模樣，成為典範學習對象

⭐ 透過示範演練，培養孩子的觀察力

⭐ 培養大人對於孩子的觀察力，從臉部表情推敲孩子的行為與情緒狀態

⭐ 當孩子遇到問題時，大人可隨時視情況，適時、適度、適量伸出援手，減少孩子的挫敗感

⭐ 善用遊戲傳達正確的觀念，寓教於樂，孩子接受度更高

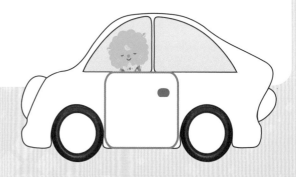

本書目錄

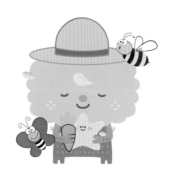

單元一：基本概念

1-4-4 基礎編碼

P.41

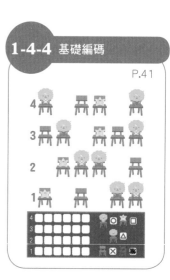

1-2-3 組合概念（組合、矩陣）

P.26

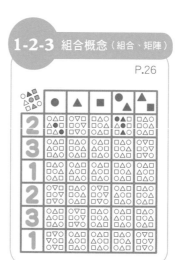

1-6-4 基礎解碼

P.55

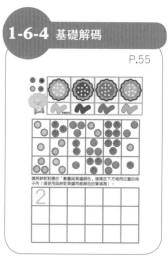

單元二：演算法

2-2-3 排序

P.70

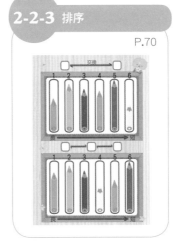

2-5-2 進階邏輯思考

P.90

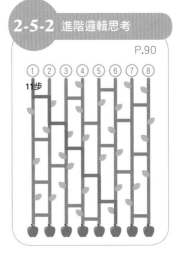

單元三：進階練習篇

3-1-2 進階編碼

P.106

3-2-9 進階解碼

P.124

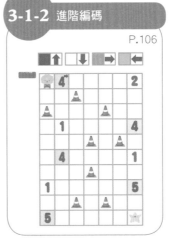

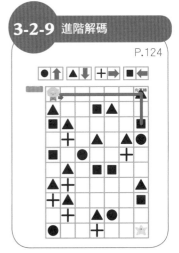

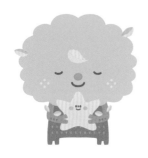

〔前言〕
從視覺專注力遊戲
培養孩子的程式素養

隨著電腦的普及化，無論在家庭、學校、公司、商場等地方都可以見到電腦的蹤影。其實電腦的教育早在我還是國小學生時代（大約民國 82 年左右）就已經開始將學習使用電腦納入學校的課程之中，當時電腦的操作介面還不像現在那麼便利、直覺化，現在的電腦按下按鈕就進入漂亮的系統桌面，只要按下某個程式的圖示就可以直接進入使用。早期要讓電腦開啟某個軟體還得在黑黑的 DOS 介面（圖 1）輸入一大串的指令才能進入，就連進入到 Windows 系統也是，所以當時得將許多指令碼背起來才能順利使用電腦，腦中也要隨時浮現這些指令並將它們串連起來。

不過，就算電腦設備與作業系統再怎麼強大，缺少實用的應用軟體也是無法發揮電腦的功用，就像買了最新的遊戲機卻沒有買遊戲軟體一樣。所以，電腦應用軟體的開發已經成為了現今非常熱門的產業，而「程式設計」即是軟體開發中重要的工作項目之一。所謂程式設計就像是把某種想法以真實動態的方式呈現出來，例如在腦中思考用積木堆疊出一輛車的流程，然後將這些流程一一輸入到電腦之中，讓電腦真實呈現出堆疊積木成為一輛車的畫面。

如果再專業一點來說明程式設計，就是設計出命令電腦執行某項任務需要的程式，一般會使用程式語言（英文字母與符號）來編寫程式，過程包含了演算法、分析、設計、編碼、解碼、測試、排除錯誤等程序。

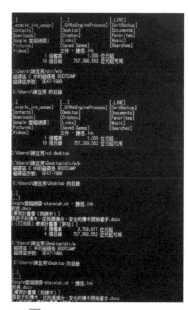

所以，程式設計其實是一件非常複雜的事情，必須要有良好的邏輯思考能力才能勝任，即使對程式設計沒有興趣，培養邏輯思考的能力對於生活、學習、休閒娛樂仍非常重要，例如規畫行程、解數學應用題，或玩桌遊時成為常勝軍等與視覺專注力的概念不謀而合。因此，如果能讓孩子在視覺專注力遊戲

▲ 圖 1

中培養邏輯思考能力，並融入程式設計的基礎概念（如演算法、編碼、解碼、除錯等），對於未來真正接觸電腦程式設計時勢必會有正向的幫助。

儘管電腦、手機等 3C 產品已普及於日常生活之中，但對這些產品產生了「過度依賴」、「濫用」、「長時間使用」等行為，則可能導致負面的影響，包括：

1. 導致孩子對於電腦與手機以外的事物感覺興趣缺缺，例如習慣看影片、玩手機遊戲的孩子對於書本閱讀、紙本遊戲不感興趣。

2. 習慣了即時回饋、快速反應的多媒體介面，面對需要細細琢磨、停頓思考、仔細觀察的事物時容易出現因急躁、無法等待而導致出錯、品質下降的情形。

3. 目前已有許多研究指出「過度」觀看電腦與手機螢幕（平均每天超過兩小時以上），對於孩子可能帶來負面的影響，包括專注力不佳、缺乏想像力、人際互動意願低落、睡眠品質下降、行為問題增加等。

4. 許多孩子能目不轉睛、持續看著電視與手機螢幕看影片，但不見得能目不轉睛地、持續盯著《威利在哪裡？》的遊戲書將威利從人群中找出來，甚至有些孩子一翻開書本看到滿滿文字或較複雜的圖片，就直接宣告投降，伸手向家長索取手機。這些孩子一開始不見得是專注力的問題，但過度使用手機與電腦，長久下來逐漸演變成為了棘手的專注力的問題，而這些專注力問題通常跟「缺乏動機與興趣、不習慣動腦思考、無法透過手機與電腦外的事物得到滿足」有很大的關聯性。

5. 家長是否也仰賴電腦與手機來安撫孩子呢？仔細想想，在「放下這些 3C 產品後」，家長能陪孩子做什麼？是否有能力陪孩子做什麼？這勢必也是個重要關鍵。

6. 只有視覺、聽覺得刺激無法滿足大腦發育的需求。除了「眼到」、「耳到」外，如果也能「手到」、「心到」、「口到」，才能使大腦更全面性的發展，也能有效提生學習的效益。

7. 面對無法取得 3C 產品而情緒崩潰的孩子，如果家長因此而妥協，繼續透過給予 3C 產品來安撫情緒，導致「3C 勒索」、「情緒勒索」的情形，將對於孩子的心理健康與成長蒙上一層陰影。

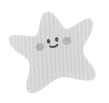

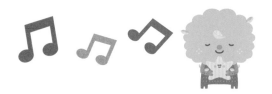

　　身為專業的職能治療師，我相當重視「在生活中可以有多樣化的事物來豐富孩子的成長歷程」，讓他們能「均衡發展」。因此，我不會偏頗地認定「什麼絕對是好的、什麼絕對是不好的」，會嘗試在許多事情中找到「平衡點」，例如將孩子喜歡的卡通影片（內容須經家長審視）作為獎勵，但每天最多只能兌換 30 分鐘，如此一來可以讓孩子產生做好一件事的動機，也能在有限度的狀況下接觸到喜歡的卡通，藉此跟同儕產生共同的話題等。

　　所以，如果能讓孩子們能同時接觸到「電腦程式設計的觀念」又能「減少電腦等 3C 產品的使用時間」，將可以取得「平衡點」。而這個平衡點即是「透過不插電遊戲（如紙本遊戲、科學玩具等）體驗、累積程式設計的觀念，培養相關興趣，等到心智年齡、基礎能力養成且穩定後，達到可實際操作電腦的水準時，能將這些觀念與思維善用於其中」。

　　這本書將透過三個單元帶領孩子們在「不插電」的遊戲中體驗程式設計的概念與樂趣，進而啟發他們未來對於程式設計的興趣。三個視覺專注力遊戲單元分別為：

① 單元一：基礎概念

包括方向概念、組合概念、基礎搜尋、基礎編碼、基礎轉碼、基礎解碼等。

② 單元二：演算法

包括基礎邏輯思考、排序、進階搜尋、流程、進階邏輯思考、錯誤排除等。

③ 單元三：進階篇

包括進階編碼、進階解碼、程式設計概念綜合運用等。

基本概念

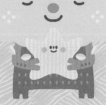

1

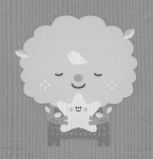

① 方向概念

遊戲難度：★

方向是操作電腦的基本概念，例如透過滑鼠將游標移動到指定的地方、操控方向鍵將指標移到要打字的地方，或玩遊戲時透過方向鍵操控遊戲主角的行走路徑等。透過依循特定方向的追蹤與搜尋，也可以訓練眼球動作能力（追視與跳視），有助於提升搜尋的效率、提升閱讀能力。在執行的過程中，如果先在腦中進行路徑規劃，包括行進方向、方向轉換、行走步數等，待確定路線後再開始行動（如動筆畫線、用玩具車實際走一趟等），將有助於培養工作記憶能力（在腦中先行組織、規劃）、轉移性注意力（思考好後回到紙上執行）、分散注意力（一邊回想、一邊執行）。此外，連續性的瀏覽、搜尋也有助於培養持續性注意力。

樹寶想要找到四顆不同顏色的星寶，各須往哪個方向前進？請在下方作答區將正確的方向格子塗滿顏色。（提示：只需要回答所需要的「方向」，不計行走步數。）

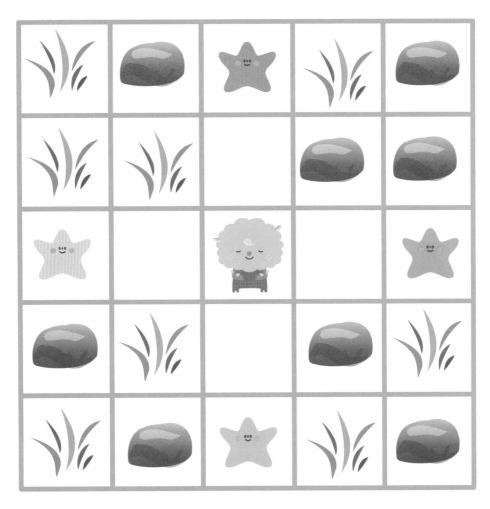

作答區

		上	下	左	右
1	⭐	⬆️	⬇️	⬅️	➡️
2	⭐	⬆️	⬇️	⬅️	➡️
3	⭐	⬆️	⬇️	⬅️	➡️
4	⭐	⬆️	⬇️	⬅️	➡️

樹寶想要找到四顆不同顏色的星寶，各須往哪個方向前進？請在下方作答區將正確的方向格子塗滿顏色。（提示：只需要回答所需要的「方向」，不計行走步數。）

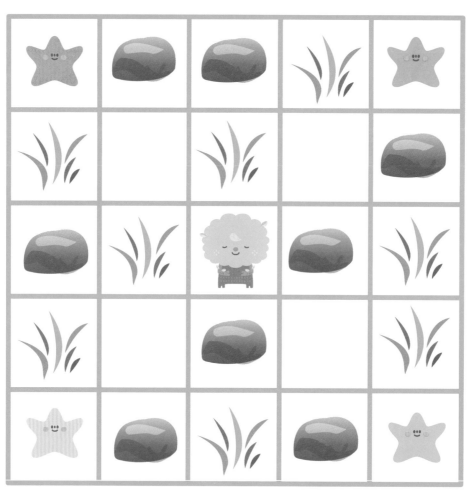

作答區

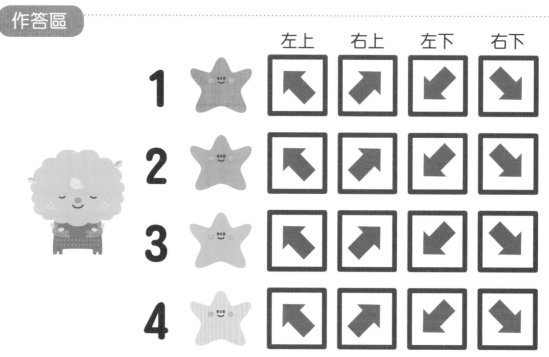

樹寶想要找到四顆不同顏色的星寶，各須往哪個方向前進？請在下方作答區將正確的方向格子塗滿顏色（每題有兩個方向）。（提示：只需要回答所需要的「方向」，不計行走步數。）

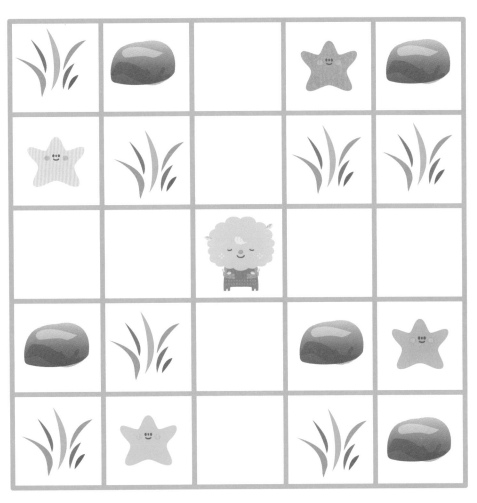

作答區

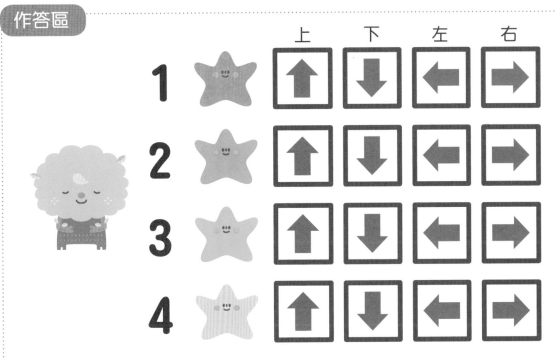

樹寶想要找到「黃色」星寶，須往哪些方向前進？請在作答區塗滿需要用到的方向格子所需要的數量（提示：從前一格跨越到下一格需要走的方向，箭頭在交界處。須前進 8 步）。

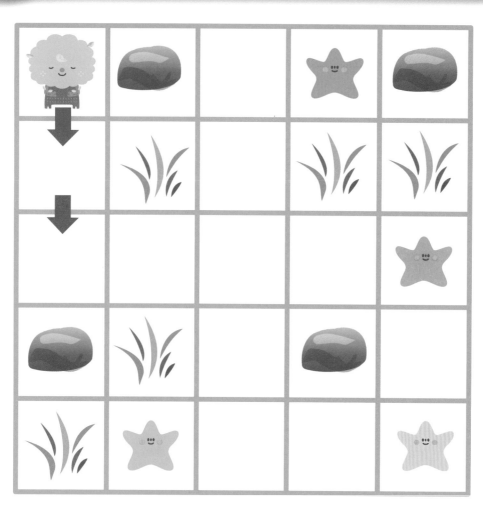

作答區

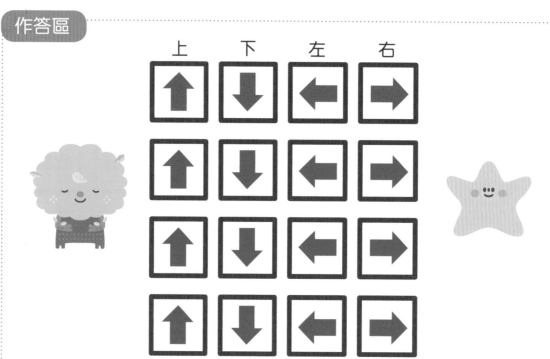

依照在解答區箭頭指示的方向前進，可以找到哪種顏色的星寶？請將牠圈起來。（提示：從前一格跨越到下一格需要走的方向，箭頭在交界處。）

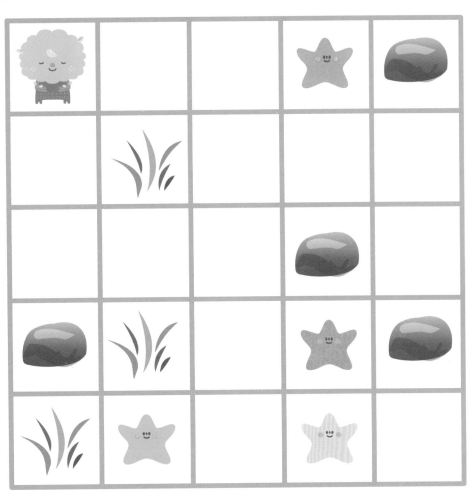

作答區

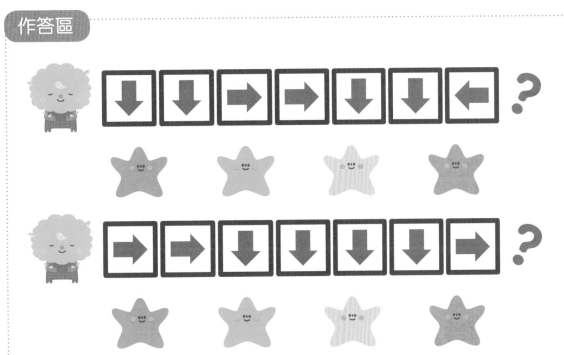

1-1-6

依照解答區編號 1-15 的方向前進依序可以找到哪些顏色的星寶？請在下方作答區星寶的格子中填上找到的順序數字。（提示：從前一格跨越到下一格需要走的方向，箭頭在交界處。）

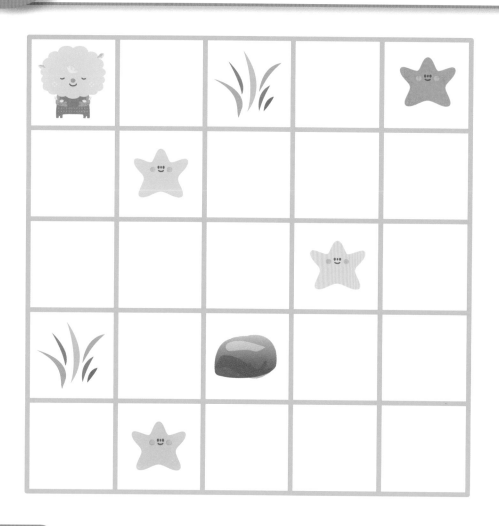

作答區

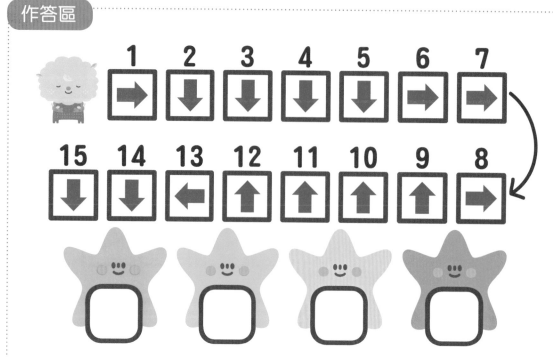

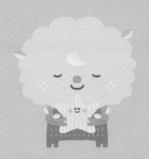

② 組合概念
（組合、矩陣）

遊戲難度：★★★

透過不同指令的組合，可以創造出更多的應用，例如物品形狀與顏色的組合、數量與大小組合、不同方向線條的組合等。當同時間觀察到兩個物件並進行組裝，可以培養分散性注意力；如果分別觀察兩個物件後進行組裝，可以培養轉移性注意力。此外，將觀察到的資訊在腦中重整並重新輸出執行，也有助於提升工作記憶能力。

請將「直向的身體顏色」與「橫向的臉頰顏色」組合起來（直向與橫向相互交會處），並將星寶塗上正確的身體與臉頰顏色。

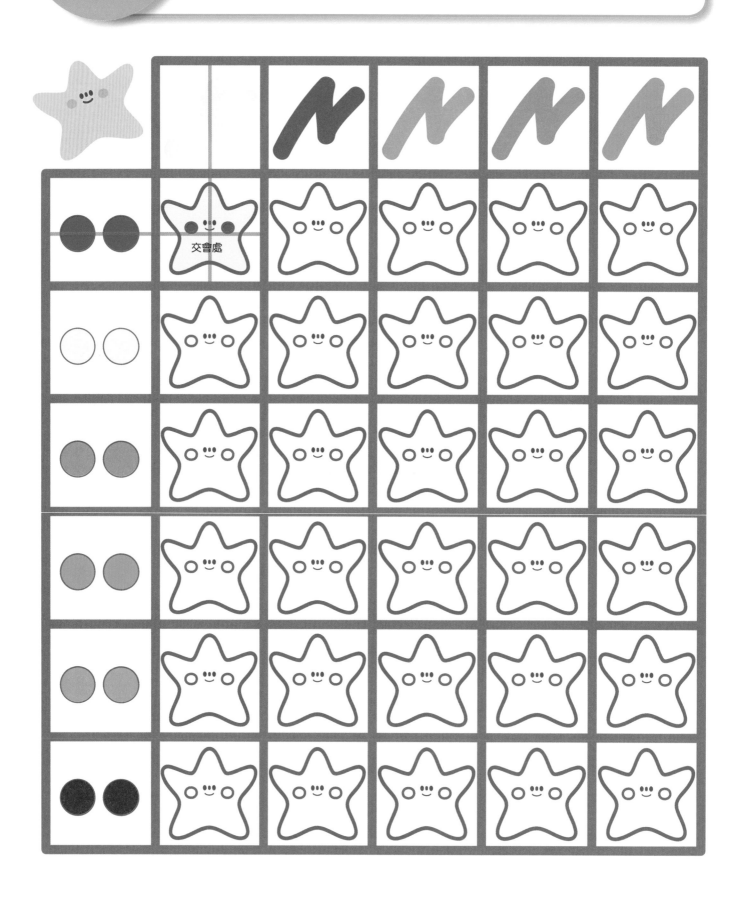

請將「直向的果醬線條」與「橫向的果醬線條」組合起來，並在交會處的吐司上塗抹正確顏色與方向的果醬。

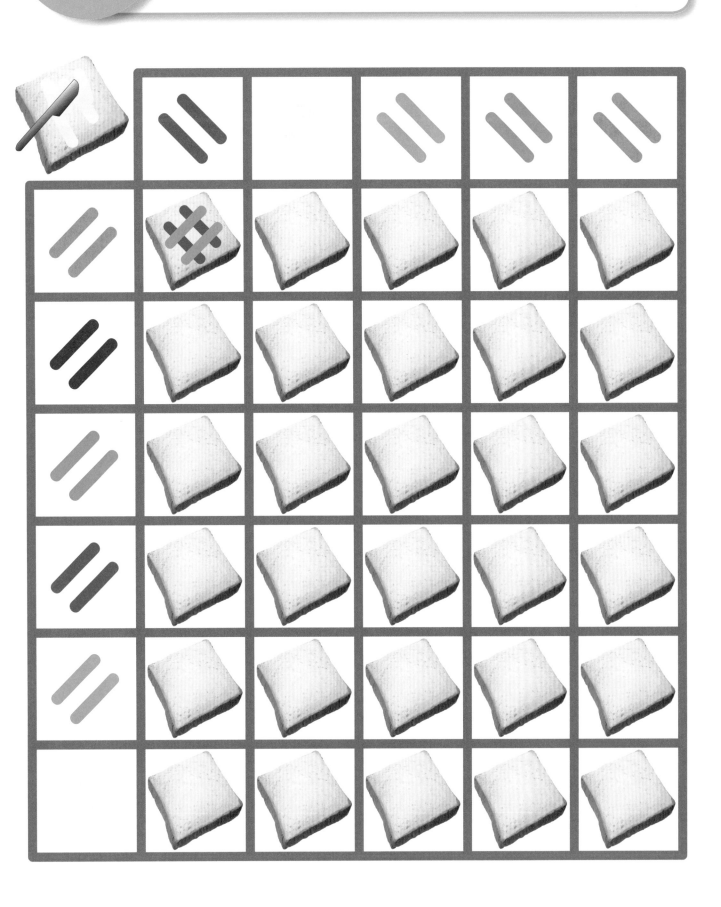

請將「直向的形狀」與「橫向的數量」組合起來，並在交會處的格子內將正確數量的形狀塗上紅色。

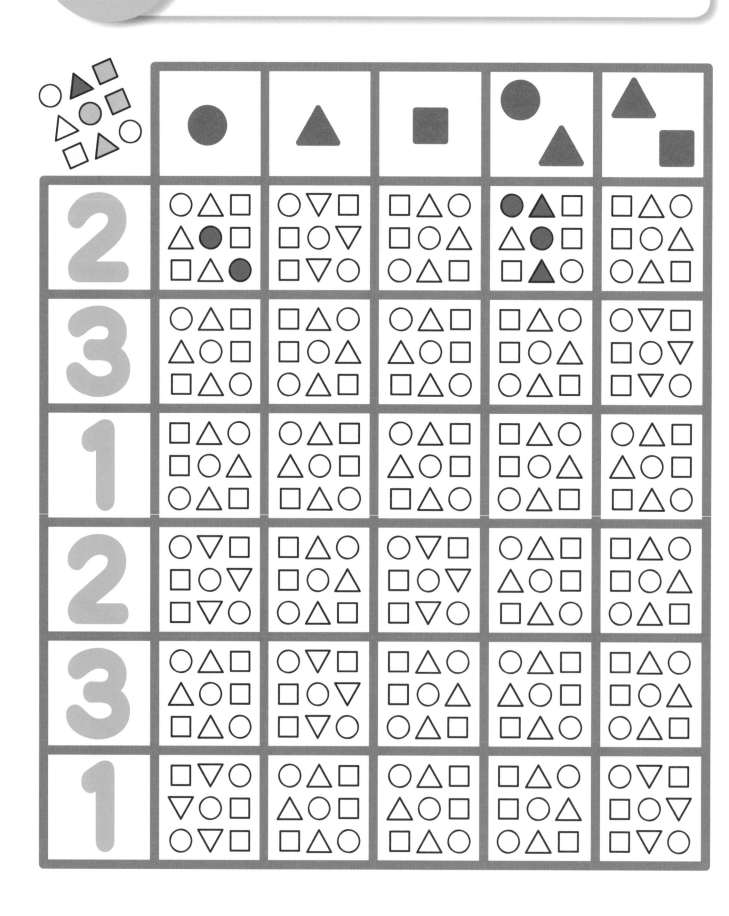

組合概念（組合、矩陣）

1-2-4

請將「直向的綠色樹寶方格」與「橫向的星寶黃色方格」組合起來，
並在交會處的格子內將正確位置的星寶與樹寶方格內塗上顏色。

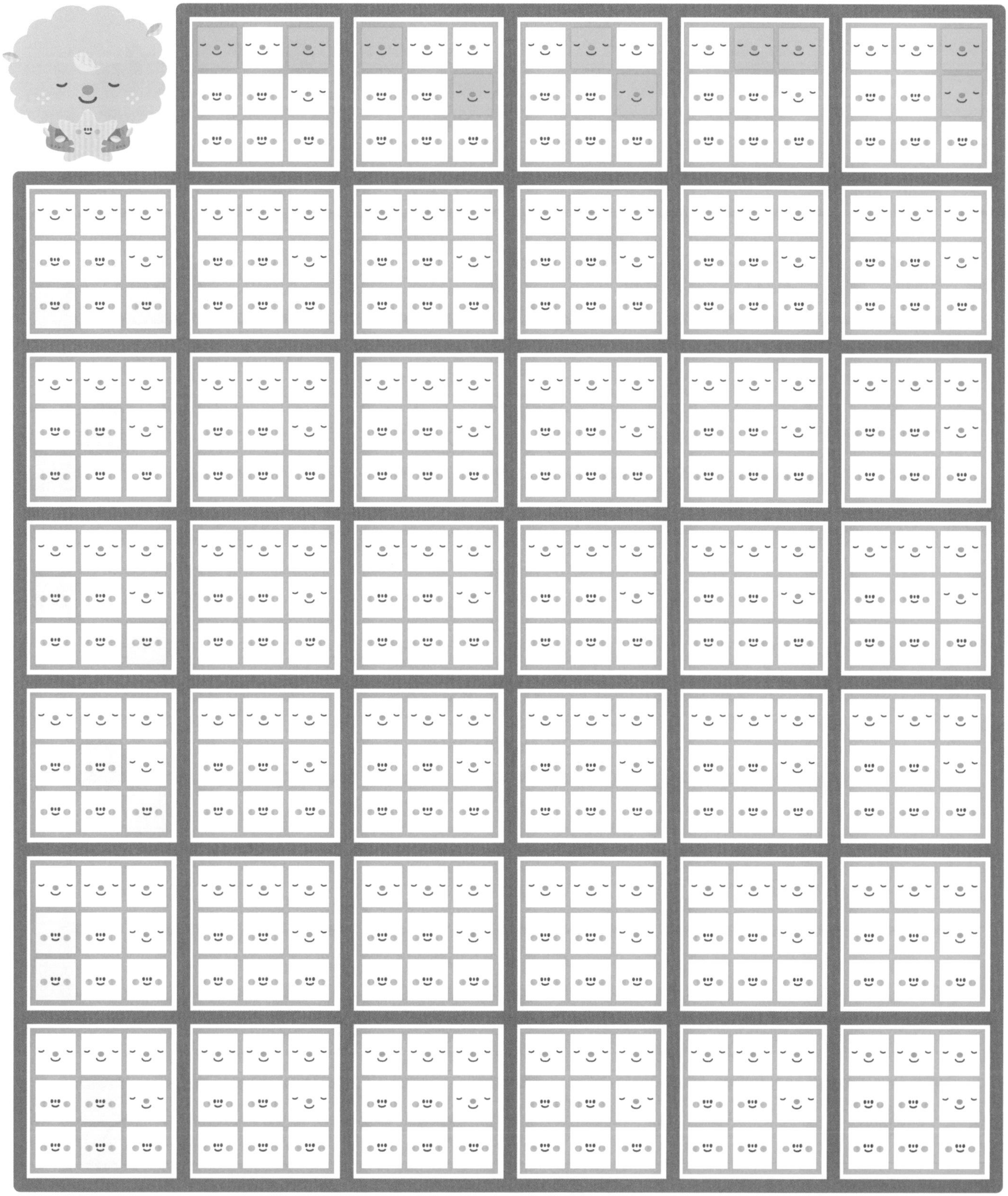

請將「直向的顏色」與「橫向的數量」組合起來，並判斷交會處格子內的水果顏色與數量是否符合組合結果，例如「數量 2 ＋紅色」交會格子內如果是 2 顆蘋果，代表答案正確，請在蘋果上塗上正確的紅色。水果顏色可參考上方的圖示。

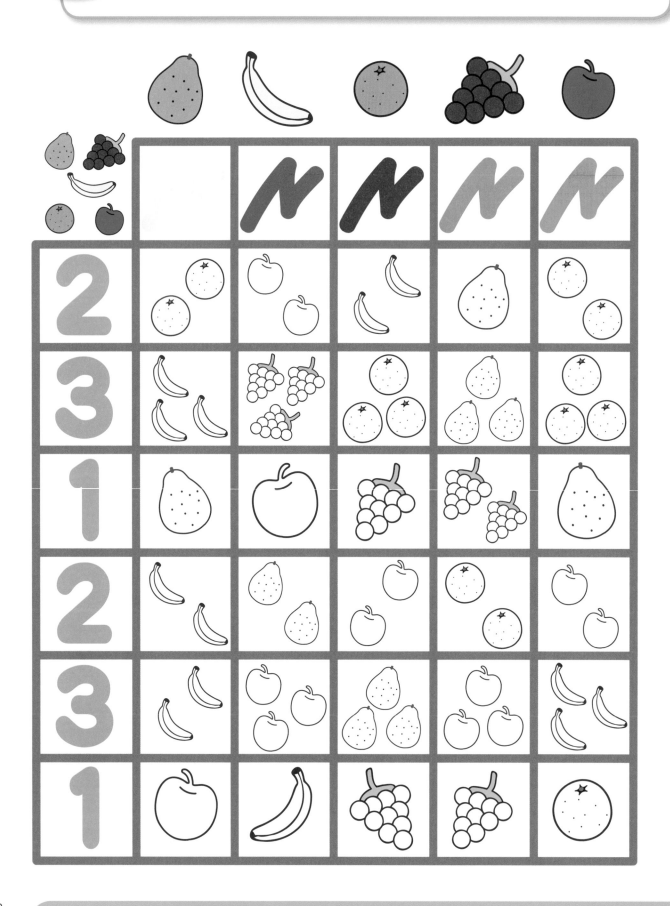

請將「直向的顏色」與「橫向的形狀」組合起來，並判斷交會處格子內的物品顏色與形狀是否符合組合結果，例如「圓形＋黃色」交會格子內如果是煎蛋蛋黃，代表答案正確，請將蛋黃塗上黃色。物品顏色可參考上方的圖示。

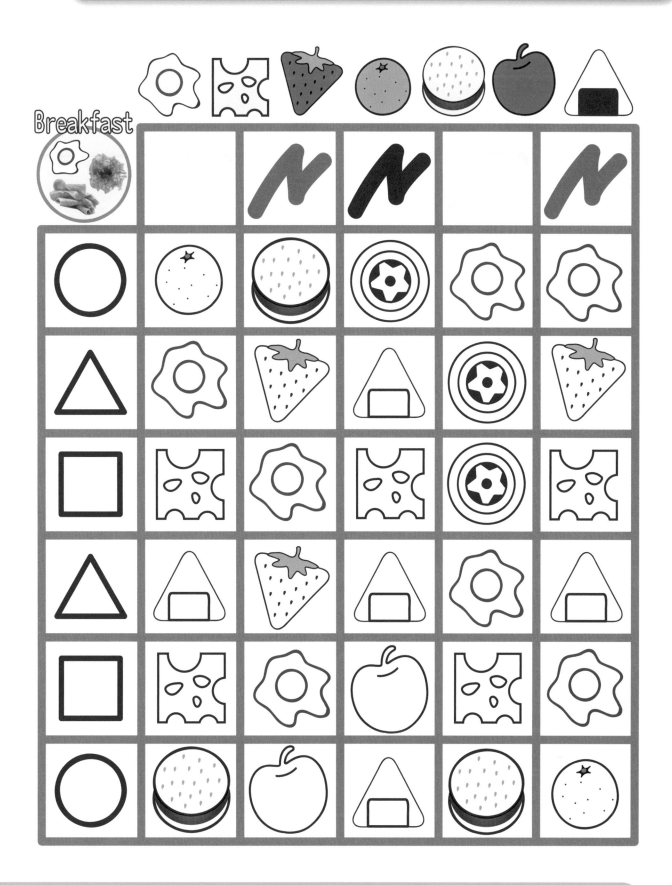

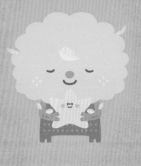

③ 基礎搜尋

遊戲難度：★★

搜尋是常用的電腦功能之一，所以程式中也經常都會有搜尋的功能。此外，編寫程式碼時，也經常需要用眼睛在一大串指令中搜尋特定的指令。基礎搜尋將讓孩子練習從複雜的資訊中找出特定的目標物，有助於選擇性注意力；此外，如果能進行搜索的過程中可以連續執行、不中斷，有助於培養持續性注意力；儘管受到外在因素（如接聽電話等）而中斷搜尋任務，在重新回到任務時仍能從中斷處繼續執行，有助於培養轉移性注意力。

樹寶的東西都掉到了樹叢裡，請幫忙他找出來吧！請依照箭頭方向前進，找找看每個樹叢內是否有躲藏著「星寶」，如果有的話，請在樹叢下方的格子內塗上黃色或打勾。

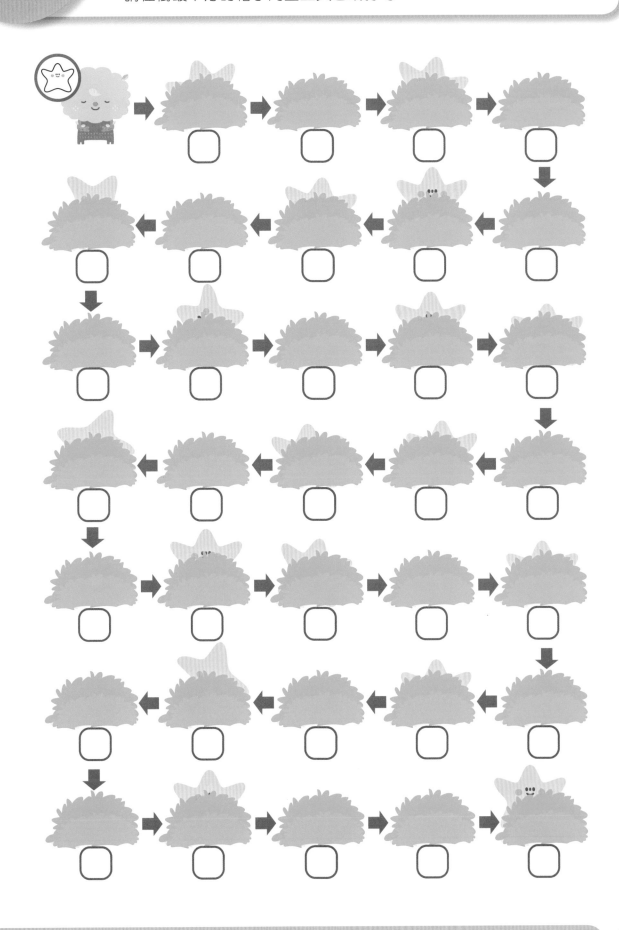

請依照箭頭方向前進，找找看每個樹叢內是否有躲藏著「蜜蜂」，
如果有的話，請在樹叢下方的格子內塗上黃色或打勾。

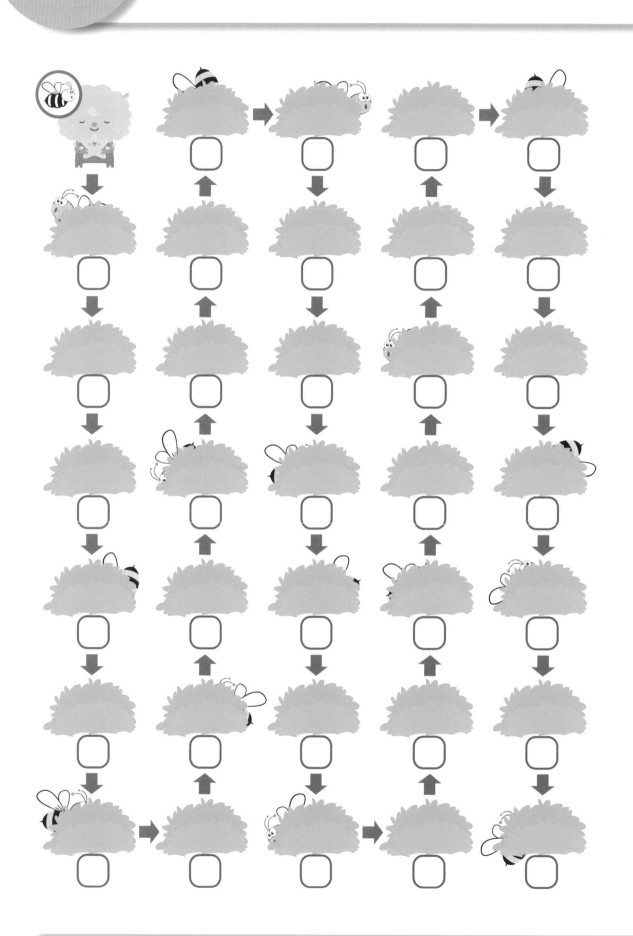

請依照箭頭方向前進，找找看每個樹叢內是否有躲藏著「紅蘿蔔」，如果有的話，請在樹叢下方的格子內塗上橘色或打勾。

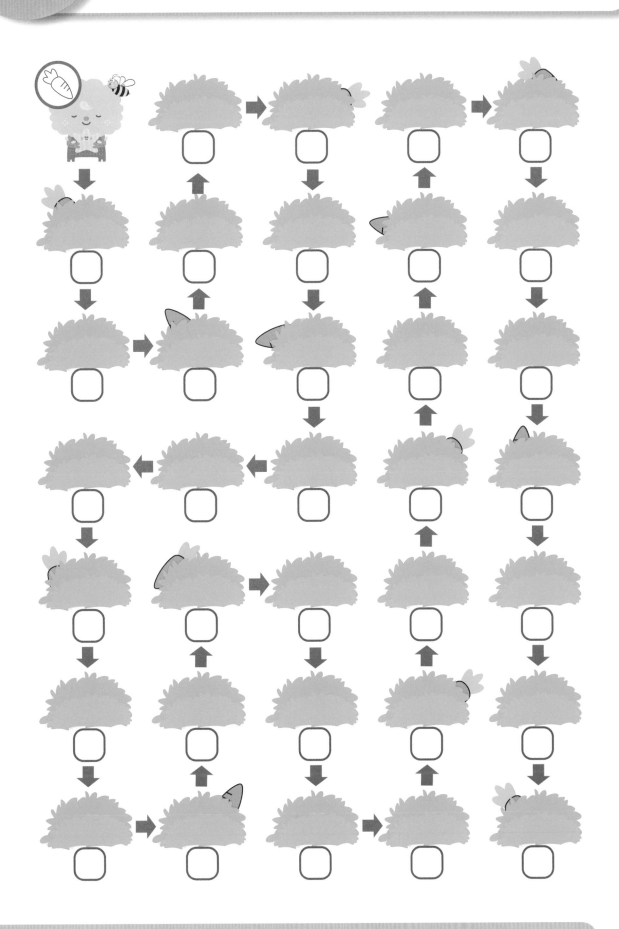

請依照箭頭方向前進，找找看每個樹叢內是否有躲藏著「紅色緞帶的帽子」，如果有的話，請在樹叢下方的格子內塗上紅色或打勾。

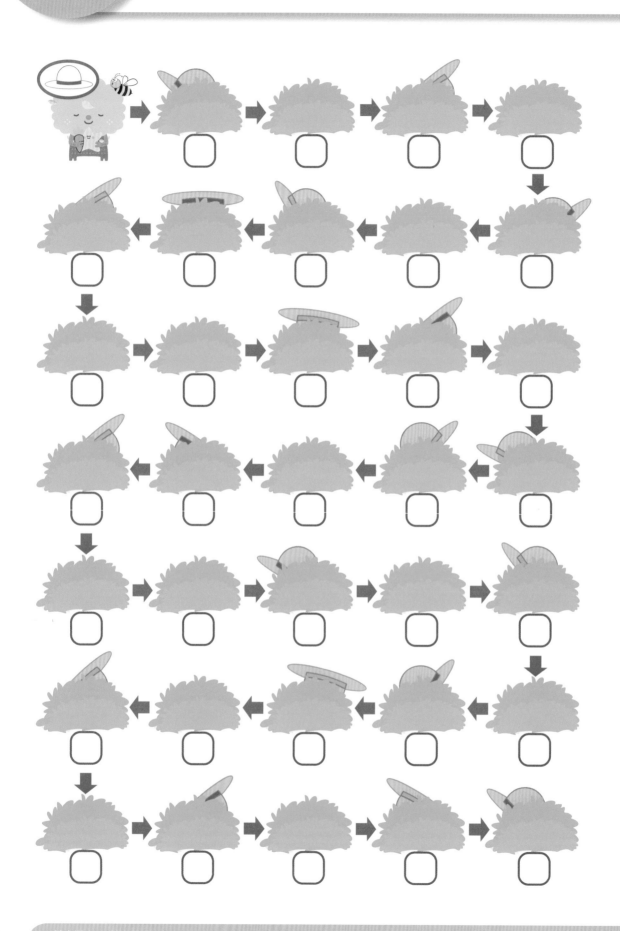

請依照箭頭方向前進，找找看每個樹叢內是否有躲藏著「紅色翅膀的蝴蝶」，如果有的話，請在樹叢下方的格子內塗上紅色或打勾。

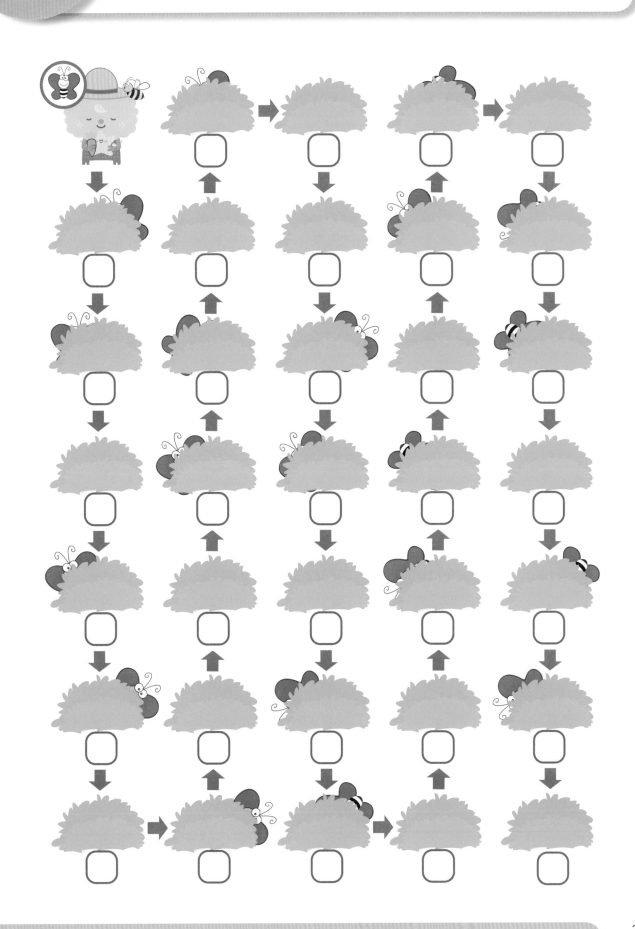

樹寶終於找到所有的東西了,準備出發探險去,請問該怎麼走才能到達通往迷宮出口的大門呢?請將正確路徑的箭頭塗上顏色。

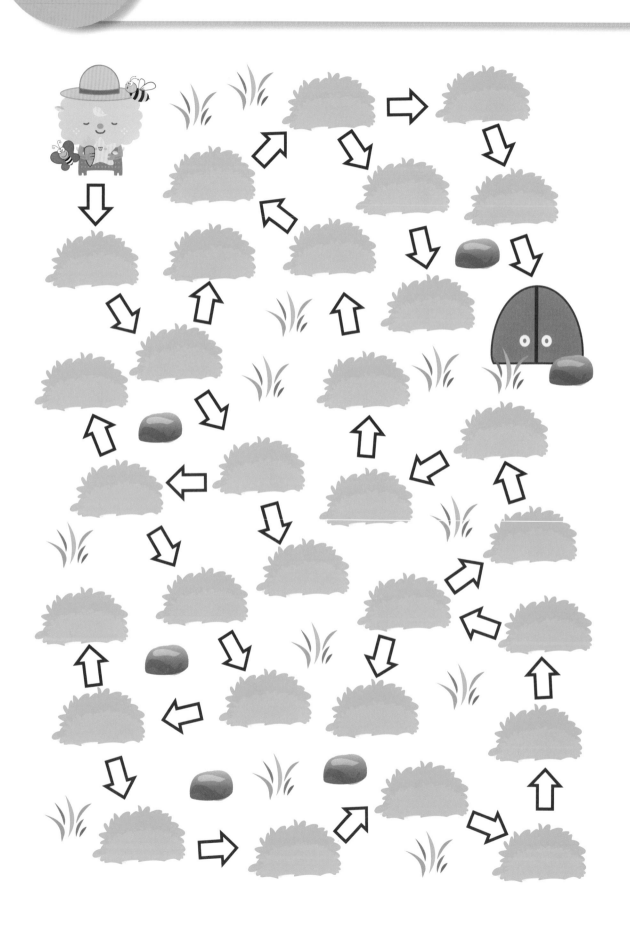

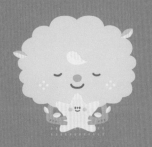

④

基礎編碼

遊戲難度：★★★

在龐大且複雜的電腦資訊中需要透過編碼來讓電腦方便處理。編碼是將相關資訊從一種形式轉換成另一種形式的過程，可以將龐大的資訊用簡單的代碼呈現與編寫，例如將班級的學生進行編號，在點名時老師就不用一一唸出完整姓名，可節省時間；又或者像每台公車都有編號，不同編號代表行經不同路線。在進行編碼的過程中，如果一邊參考符號對照表，一邊進行編碼，來回查閱時需要發揮轉移性專注力；如果分析編碼的邏輯並加以記憶，在編碼時一邊回想一邊執行，將有助於提升工作記憶能力，同時間處理多種資訊並重新輸出執行，可以培養分散性專注力；此外，學習編碼可以讓資訊簡化，一方面可以便於閱讀，也可以讓我們在日後檢視資料時可以更容易上手、更有效率，當心煩意亂而導致選擇性注意力、持續性注意力下降時，也可以幫助我們減少視覺、認知上的負荷，縮短執行任務所需的時間。在長時間執行編碼任務時（如篇幅較大、頁數較多時），大腦必須持續做出判斷與反應，有助於培養持續性注意力。

星願樹小學開學囉！一起來點點名。請班長幫忙在黑板上註記哪些位置有坐人，請在下方作答區對應的格子內打〇；沒有坐人的位置則打 X。

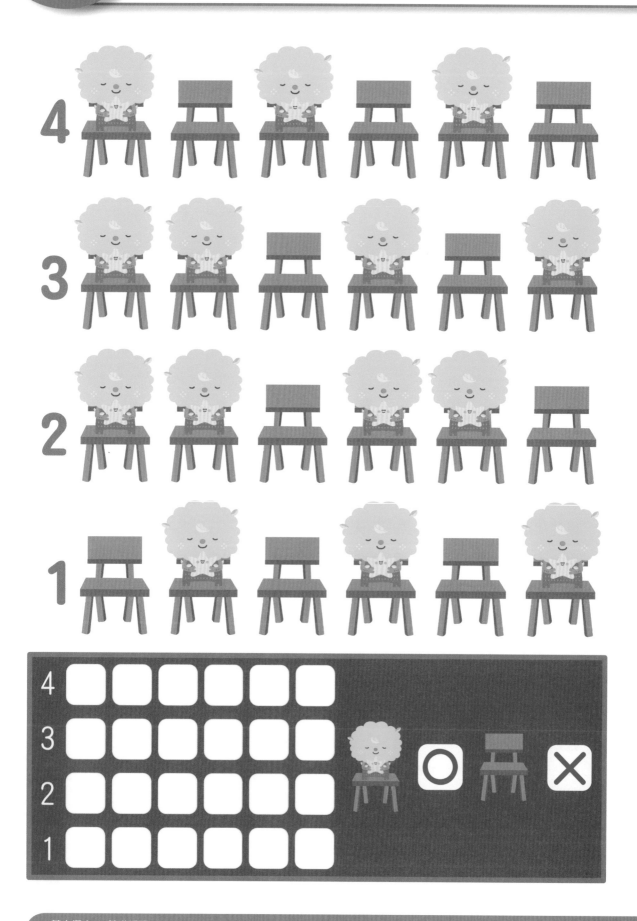

請班長幫忙在黑板上註記哪些位置同時有坐「星寶與樹寶」，請在下方作答區對應的格子內打 O；只有樹寶沒有星寶請打 △；沒有坐人的位置則打 X。

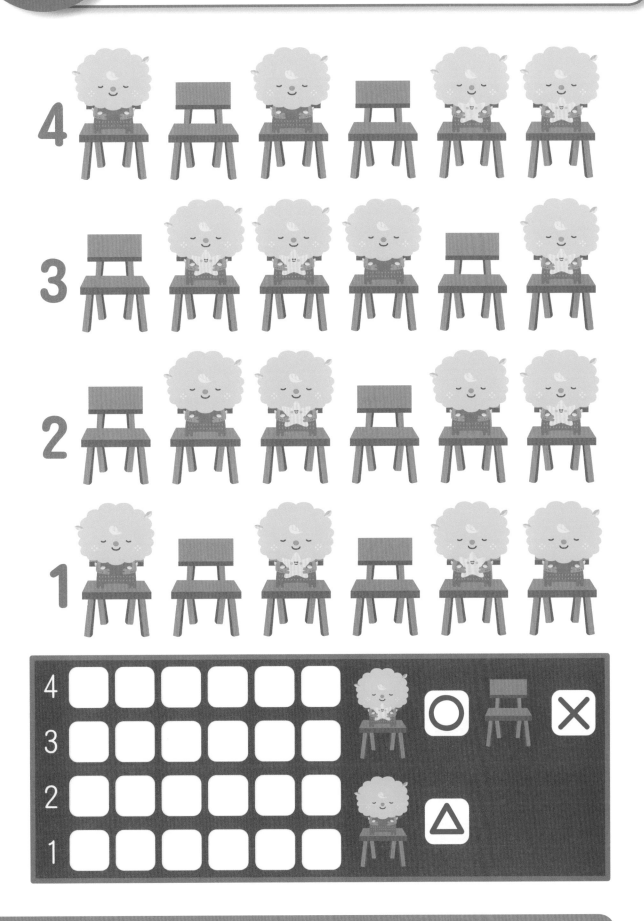

請班長幫忙在黑板上註記哪些位置同時有坐「星寶與樹寶」，請在下方作答區對應的格子內打 O；只有樹寶沒有星寶請打△；只有星寶沒有樹寶請打口；沒有坐人的位置則打 X。

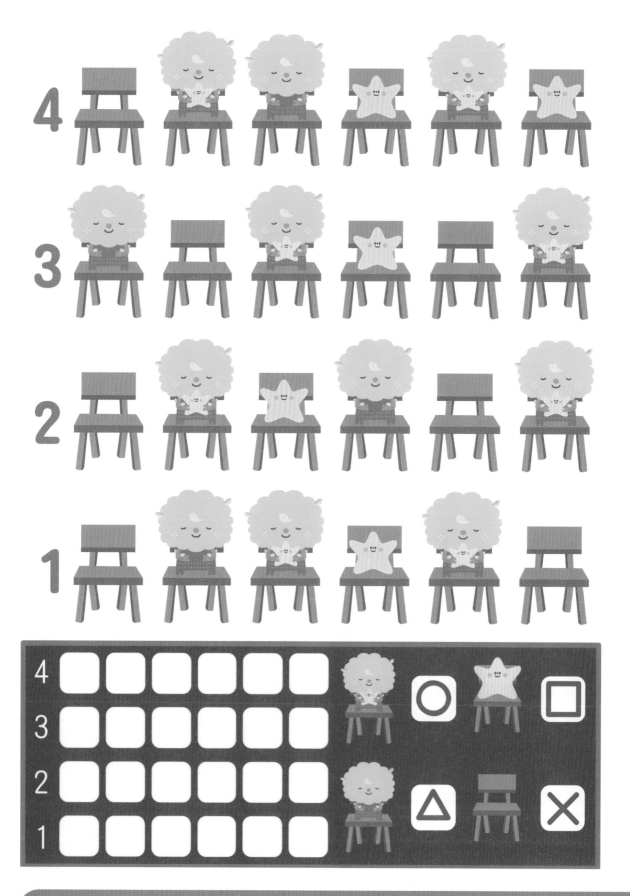

請班長幫忙在黑板上註記哪些位置同時有坐「星寶與樹寶」，請在下方作答區對應的格子內打○；只有樹寶沒有星寶請打△；只有星寶沒有樹寶請打□；沒有坐人的位置則打ㄨ；沒有擺椅子請塗黑色。

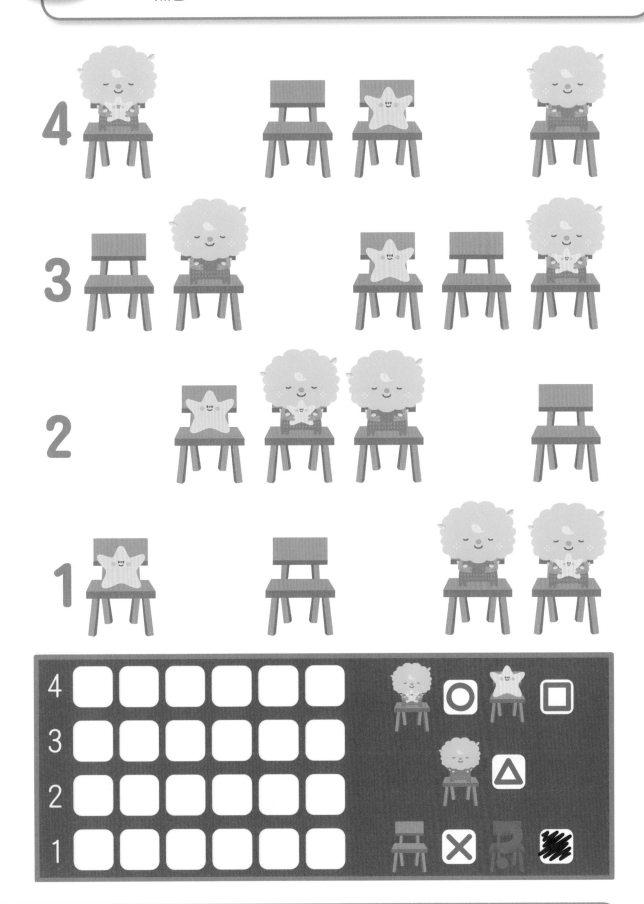

上課怎麼坐的東倒西歪！請風紀股長協助登記哪些學生坐歪了。
請在下方作答區將倒向左邊請註記「\」；倒向右邊請註記「/」。

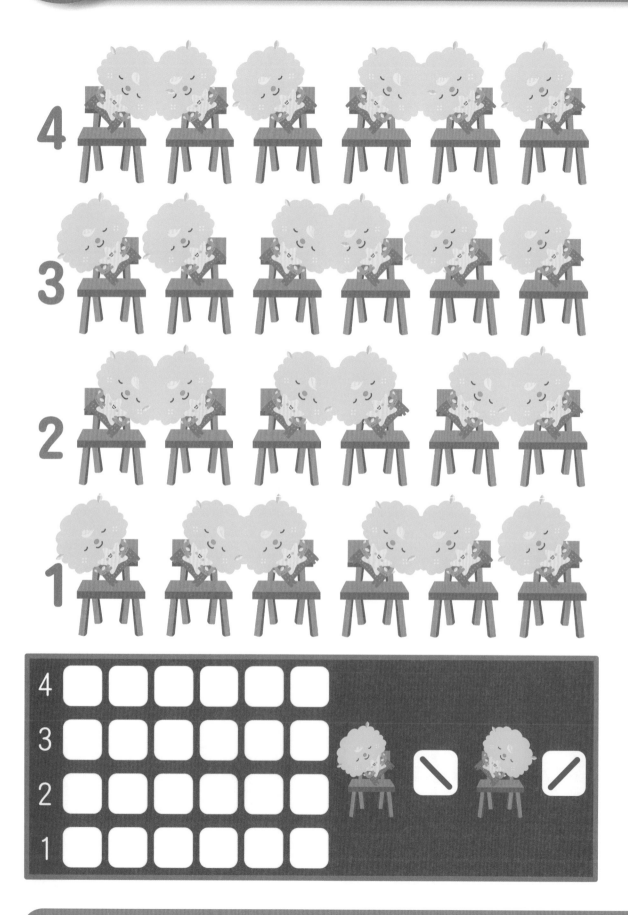

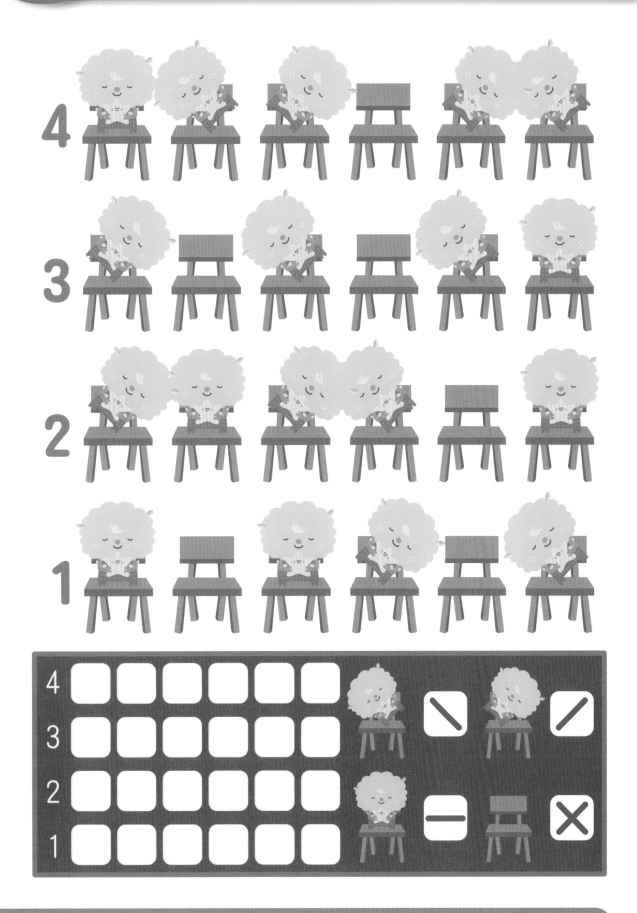

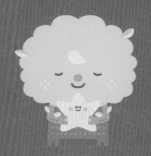

5

基礎轉碼

遊戲難度：★★★

將已經編碼的資訊再一次轉換成另一種形式，例如餐廳
將每款餐點進行編號後，再將不同編號的餐點依照某些
特徵用不同顏色的容器裝盛方便辨識。關於轉碼對於專
注力的培養，概念與編碼雷同，詳細可參閱 p37。

星願樹果汁店開張囉！好多客人在排隊呀！請依照客人的點選套餐的編號幫忙製作果汁，製作方法請參考下方的食譜，用色筆將杯子裡的液體塗上與下方果汁杯對應的顏色。

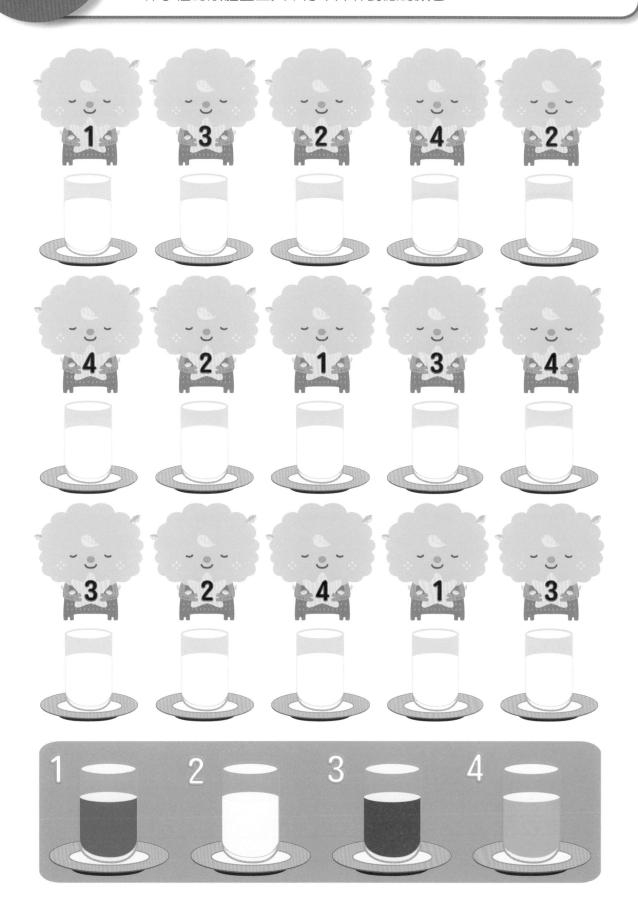

1-5-2

哎呀！太忙碌忘了跟客人收錢。現在只能從客人杯子裡的果汁顏色來判斷套餐的編號。請參照下方果汁的顏色將客人點選的套餐編號填寫在星形格子內。

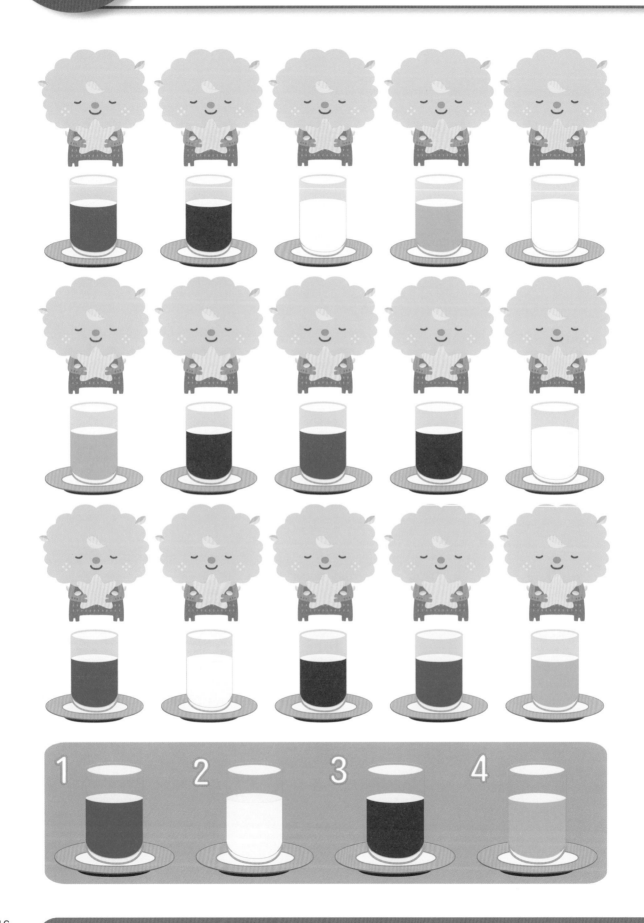

星願樹餐廳開分店囉！分店賣的是漢堡。請依照客人點選套餐的編號幫忙製作漢堡，製作方法請參考下方的菜單編號，用色筆將漢堡的醬汁與盤子底部塗上對應的顏色。

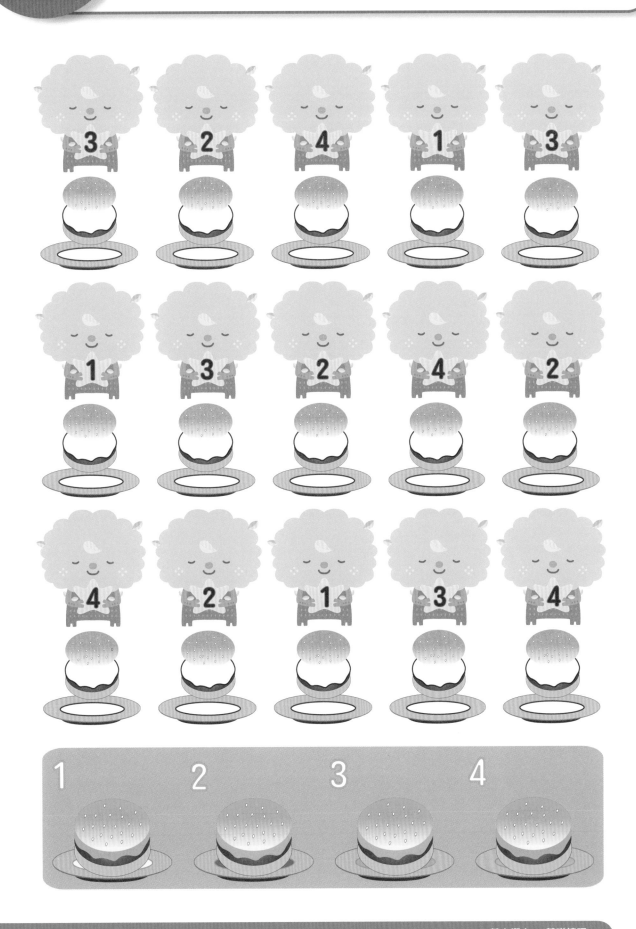

請觀察客人盤中漢堡的醬汁與盤子底部顏色並與下方的菜單編號對比來判斷其套餐編號，再將客人點選的套餐編號填寫在星形格子內。

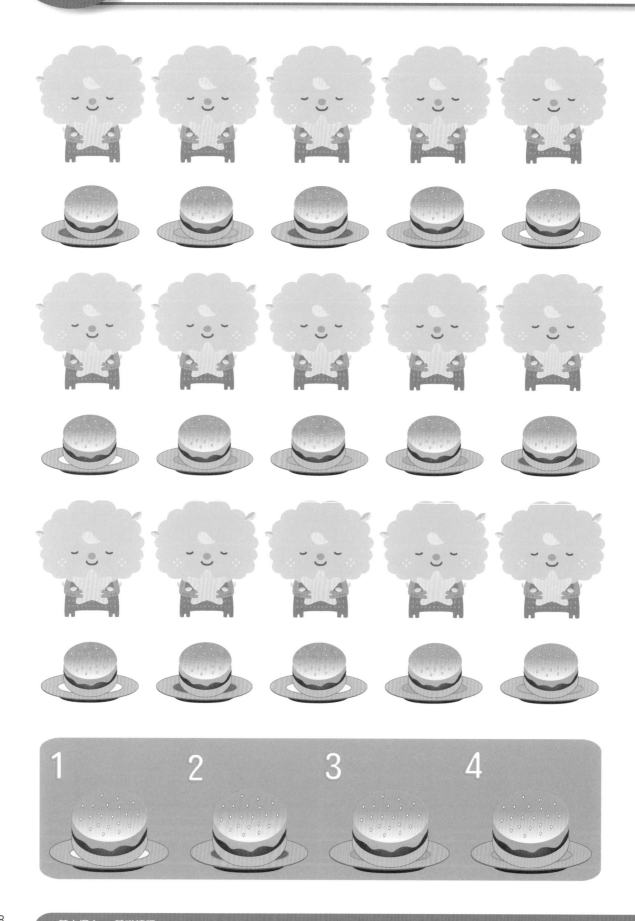

1　2　3　4

原來製作漢堡沒那麼容易！廚師必須要把製作流程牢牢記住。請先對照上方漢堡醬汁與盤子底色的樣式找到漢堡的編號，再查看製作時需要哪些食材，最後將食材代表的編號轉換成食材的原貌，再將與食材相對應的顏色塗在作答區的格子中。

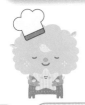

示範 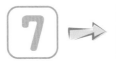 → → → →

漢堡區

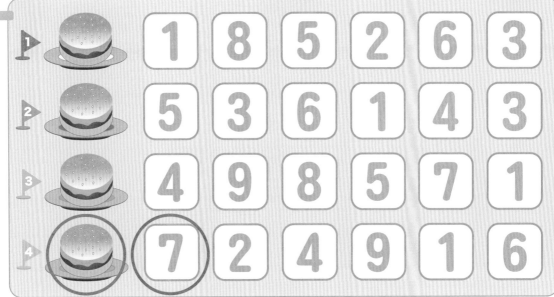

1　8　5　2　6　3

5　3　6　1　4　3

4　9　8　5　7　1

7　2　4　9　1　6

食材區

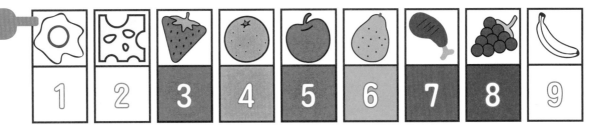

1　2　3　4　5　6　7　8　9

作答區

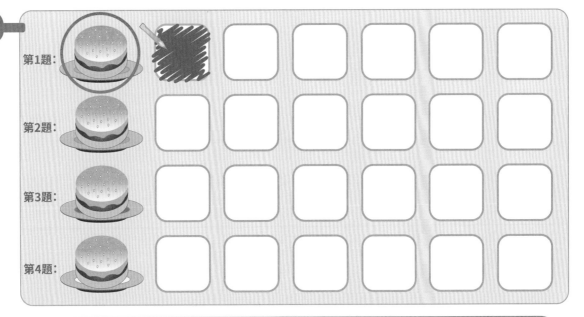

第1題：

第2題：

第3題：

第4題：

請先對照上方漢堡醬汁與盤子底色的樣式找到漢堡的編號,再查看製作時需要哪些食材,然後將食材代表的編號轉換成食材的原貌,再將與食材相對應的顏色塗在作答區的格子中。

示範

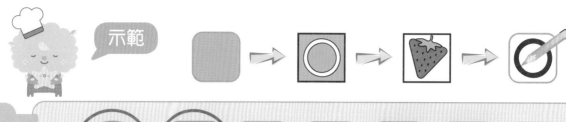

漢堡區

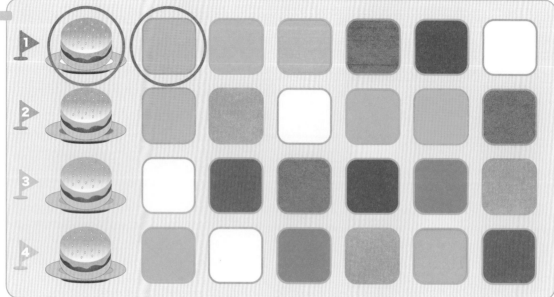

食材區

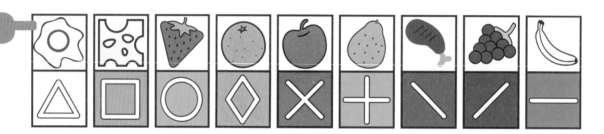

作答區

第1題:
第2題:
第3題:
第4題:

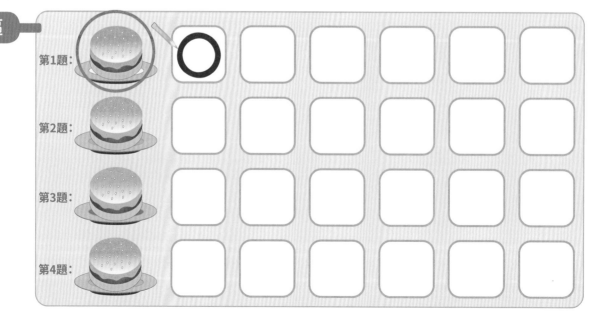

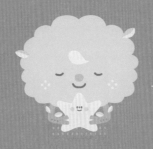

6

基礎解碼

遊戲難度：★★★

與編碼的概念正好相反，是將編碼過的資訊恢復成原本
形式的過程，例如看到某個學生的學號，可以回想起學
生的姓名和長相。關於解碼對於專注力的培養，概念與
編碼雷同，詳細可參閱 p37。

請對照車子的設計圖，替作答區的 A、B、C、D 四輛車烤漆（著色）。如 A 車車體對應的顏色編號是「1」，比對上方色表得知 1 代表紅色，所以 A 車的車體需塗上紅色。接著再依序比對其他車體的顏色並塗上顏色。

色表

1		2		3		4		5		6	

	車體	車門	車輪	前燈	後燈
A	1	3	6	2	4
B	4	5	4	6	2
C	6	1	2	4	3
D	2	6	1	3	5

作答區

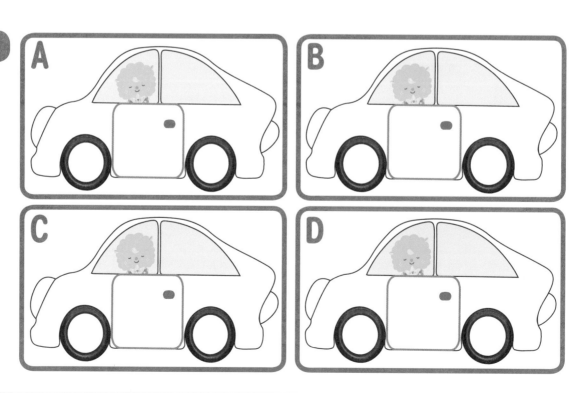

樹寶與星寶到大賣場購物準備停車，但前往停車場的路上有好多障礙物，請幫忙牠們判斷哪些格子可以走，哪些不能走，沿路開車到停車場停車吧。請將可以走的格子塗上你喜歡的顏色。

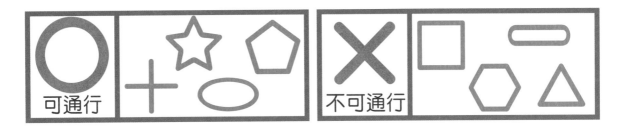

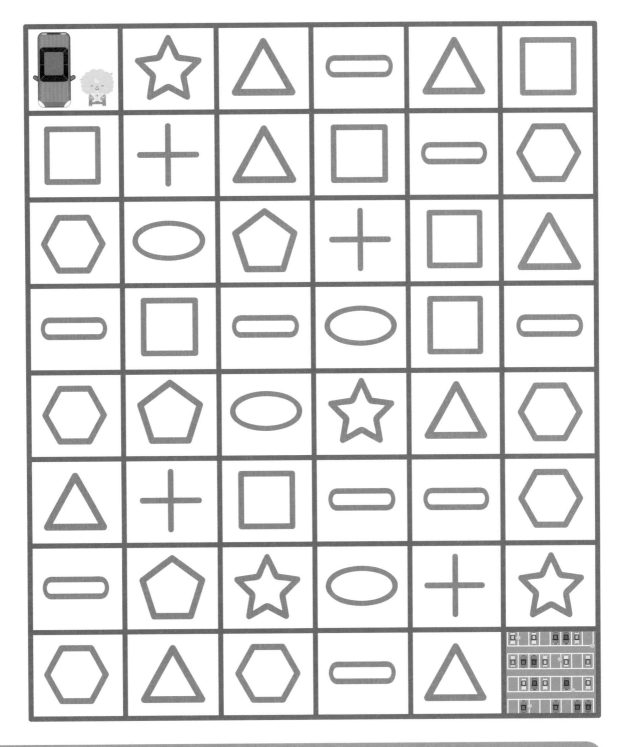

1-6-3

可口的餅乾出爐囉！出貨前要需核對是否有放錯。請對照上圖找到相對應的餅乾並將果醬的顏色塗在餅乾上，再將餅乾對應的符號填寫在下方相同位置的格子內。

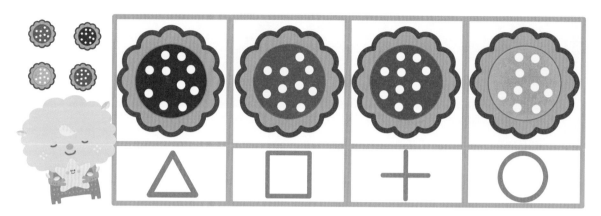

請先對照上圖找到黃色裝飾相對應的餅乾並塗顏色在餅乾上。

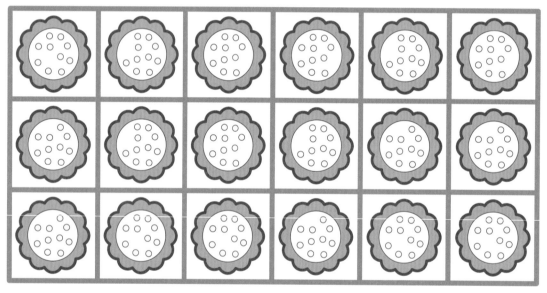

將餅乾對應的符號填寫在下方相同位置的格子內。

1-6-4

請將餅乾對應的「數量與果醬顏色」以色筆將數字填寫在下方相同位置的格子內。

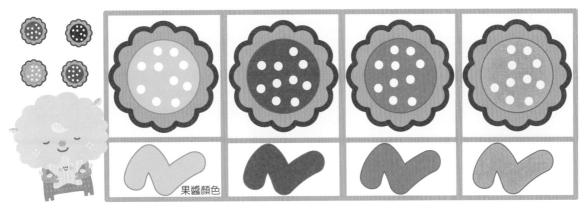

果醬顏色

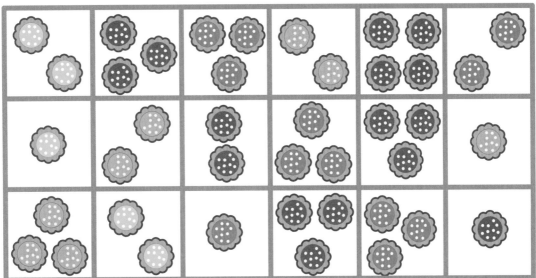

請將餅乾對應的「數量與果醬顏色」填寫在下方相同位置的格子內（須使用與餅乾果醬同樣顏色的筆填寫）。

2				

請將餅乾對應的「數量與果醬顏色」以色筆將數字填寫在下方相同位置的格子內。

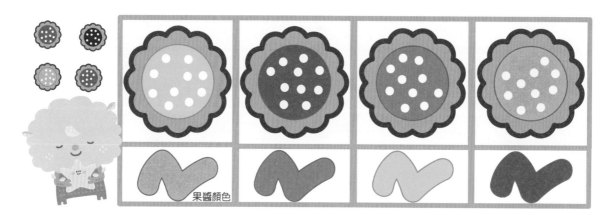

果醬顏色

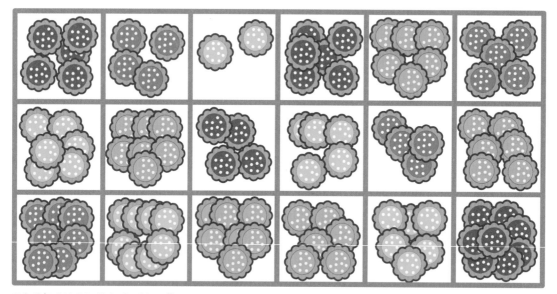

請將餅乾對應的「數量與果醬顏色」填寫在下方相同位置的格子內（須使用與餅乾果醬同樣顏色的筆填寫）。

5				

數數哪種餅乾最多呢？請將數量最多的餅乾數量的填寫在下方相同位置的格子內，填寫時也要留意果醬的顏色唷！

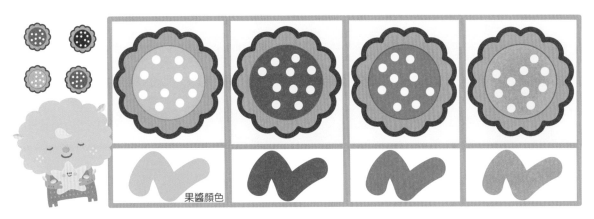

果醬顏色

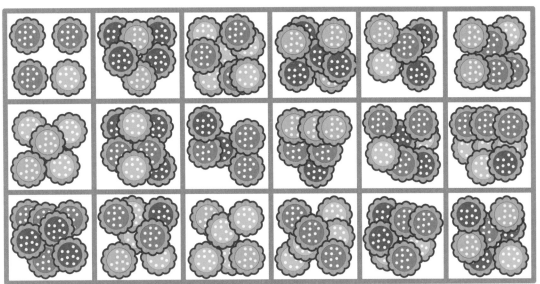

請將數量最多的餅乾數量填寫在下方相同位置的格子內，填寫時也要留意果醬的顏色唷！

3				

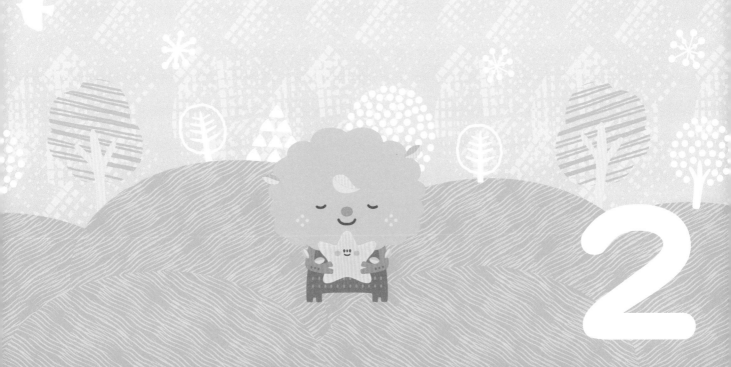

2

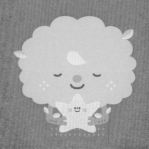

① 基礎邏輯思考

遊戲難度：★★

遇到問題或困難時，可以思考並找出可行的方案，例如
開車途中發現前方在修路，此時腦中會開始思考可以繞
行的路徑，還有哪些路徑可以節省時間等。

星寶與樹寶想過河找小狐狸玩耍，請問哪些物品可以幫助他們渡河，請在框框內打勾（只要合乎邏輯的答案皆可，例如先用木板搭橋，然後開車過去等）。

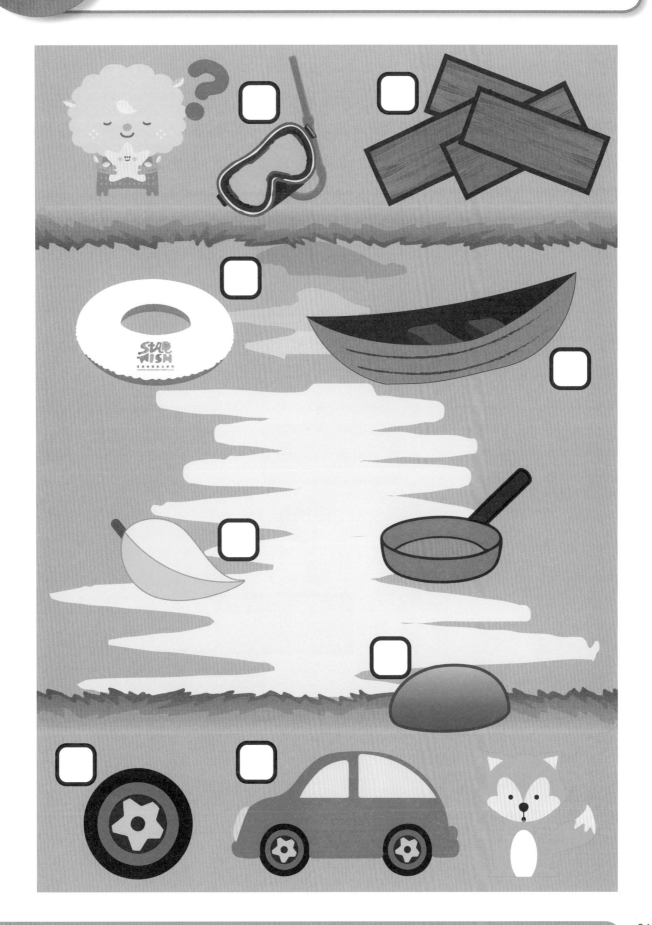

星寶與樹寶後來決定搭橋過河，但好像少了一塊木板，請觀察哪些木板的大小適合用來補這一個缺口呢？

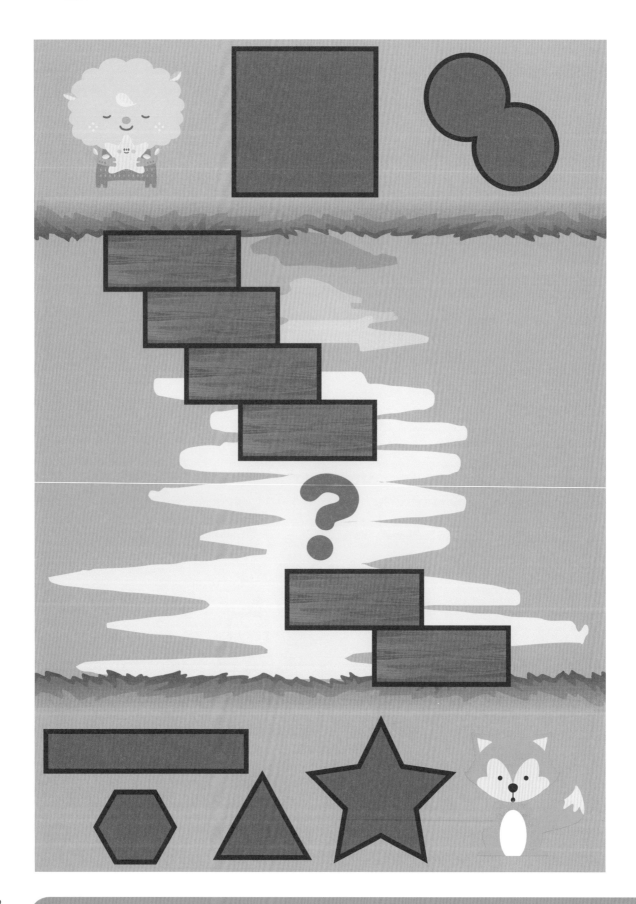

哇！愛欺負人的壞野狼準備要過河來找星寶和樹寶，剛好旁邊有四個三角錐可用來當作路障，請問這四個三角錐放在哪些地方可以阻止野狼過來呢？（提示：只能放在空白格子處，且四個三角錐都得用到。也可以找小棋子當作三角錐讓小朋友試著擺放看看唷！）

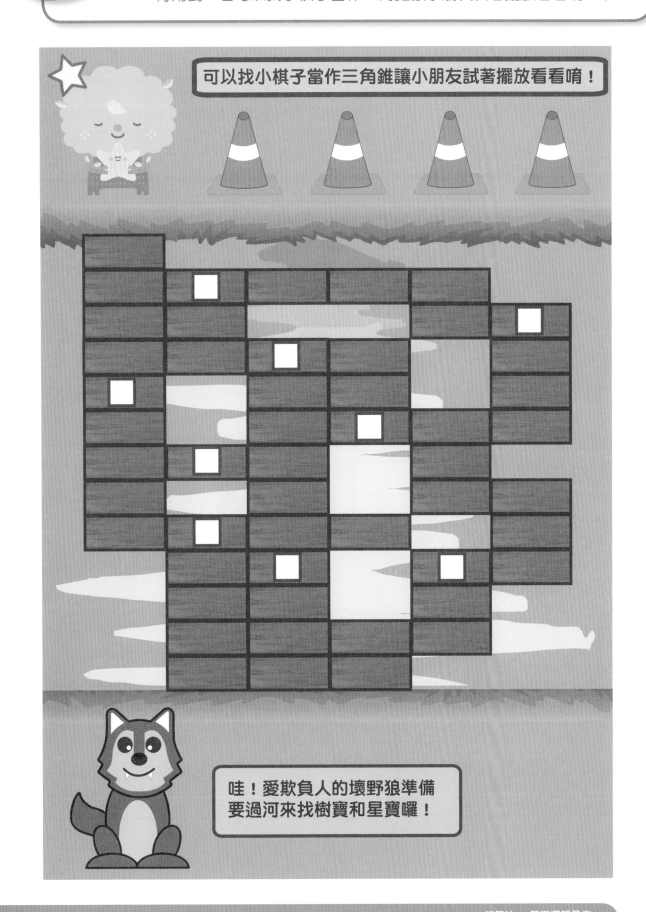

可以找小棋子當作三角錐讓小朋友試著擺放看看唷！

哇！愛欺負人的壞野狼準備要過河來找樹寶和星寶囉！

星寶和樹寶想過橋到對岸找小狐狸玩,共有幾條路徑可以避開障礙物順利抵達呢?請在上方正確數量的方格塗滿你喜歡的顏色。

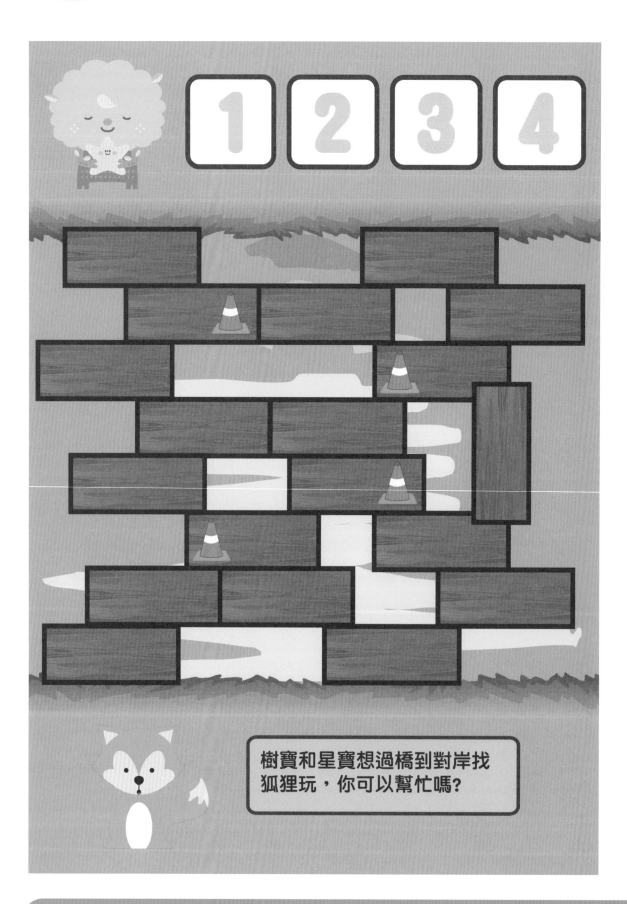

樹寶和星寶想過橋到對岸找狐狸玩,你可以幫忙嗎?

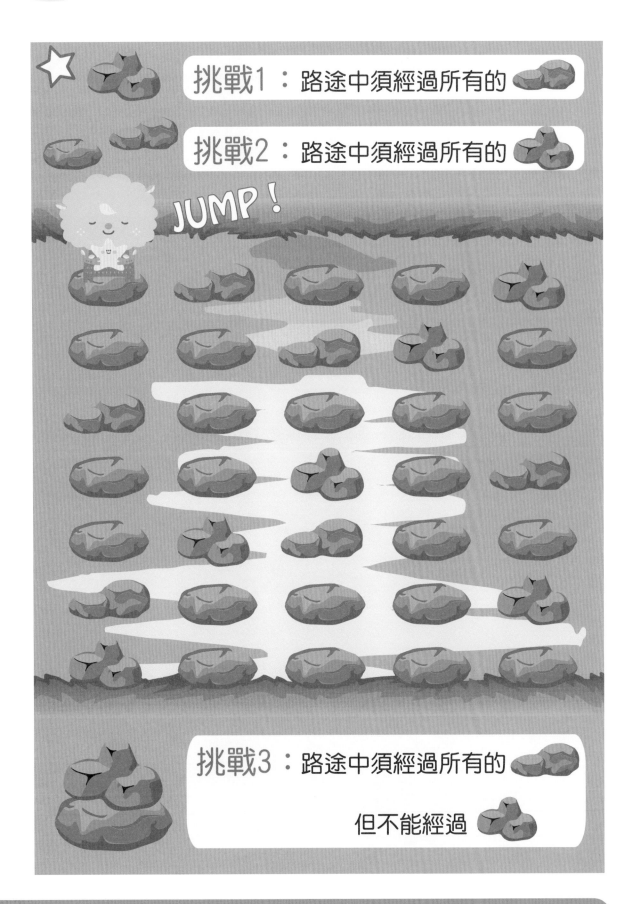

挑戰1:路途中須經過所有的

挑戰2:路途中須經過所有的

JUMP!

挑戰3:路途中須經過所有的

但不能經過

樹寶想過河，共有四條路徑可以選擇，但每一條路徑都須依序經過指定顏色的星寶標誌石頭，請一起來挑戰看看吧！

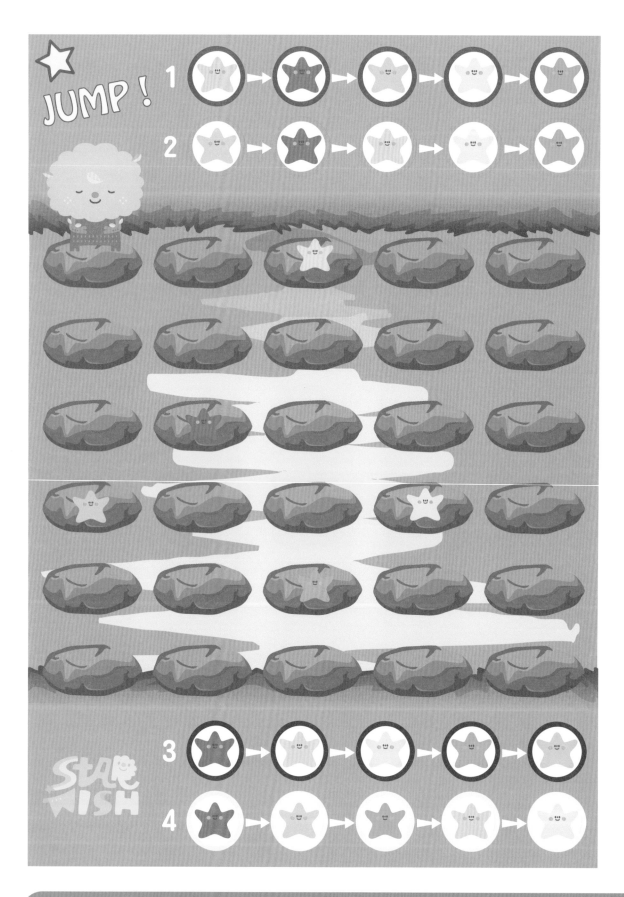

2

排序

遊戲難度：★★

當遇到數量龐大的資訊時，就需要用到排序的功能，有時找出規律性可以讓工作效率大幅提升，包括依照特定規則排序、找出排序的規律等。

終於寫完作業囉！現在樹寶要把筆收起來，請依照箭頭指示將筆由「長」到「短」排列，並將筆與擺放的位置配對連線。

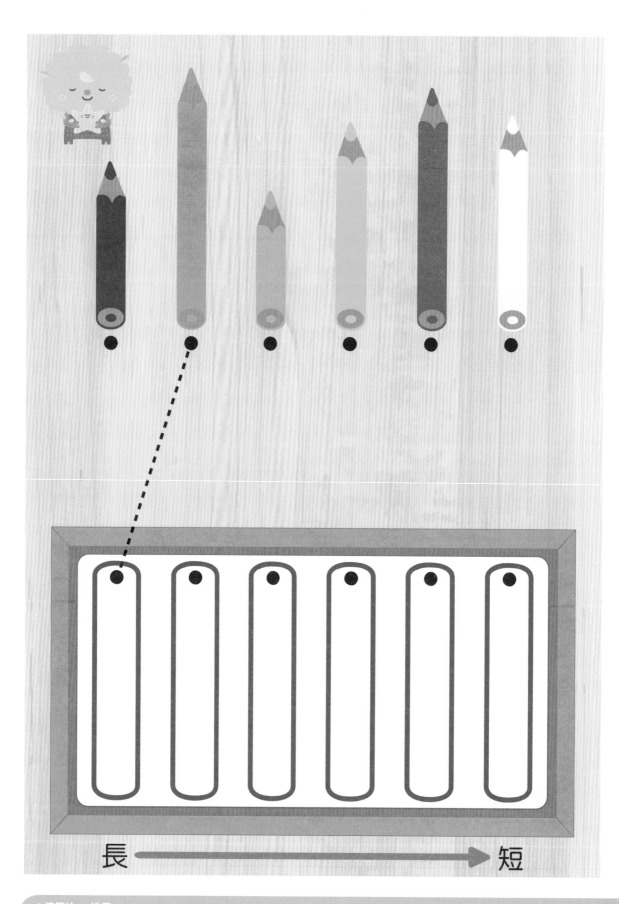

長 ➡ 短

換個方式來收收看,請依照箭頭指示將筆由「短」到「長」排列,並將筆與擺放的位置配對連線。

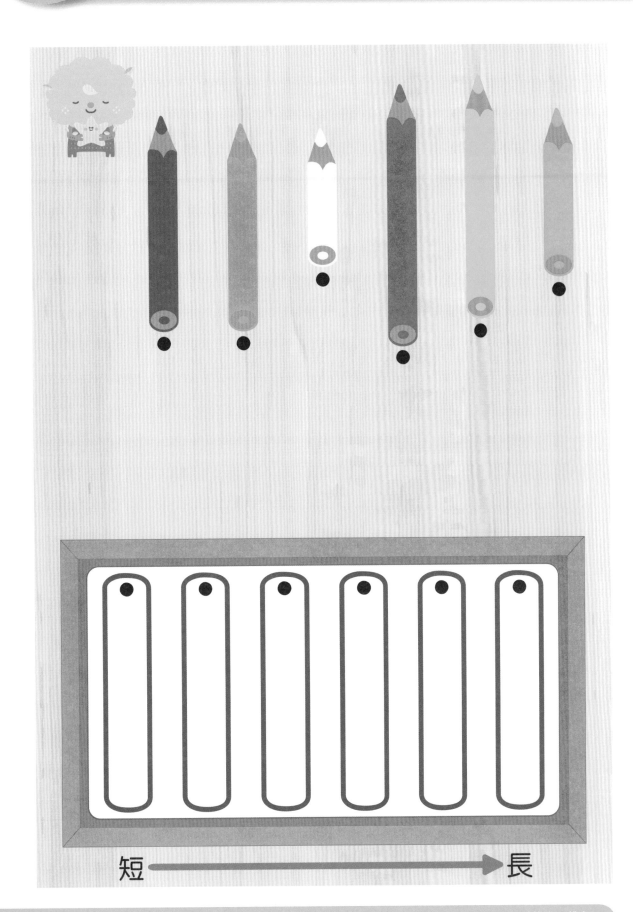

短 ━━━━━━━━━━▶ 長

情境 1 如果依照箭頭指示將筆由「長」到「短」排列,請問需要將哪兩支筆交換位置?請將筆的編號填入框框內。

情境 2 如果依照箭頭指示將筆由「長」到「短」排列,請問需要將哪三支筆交換位置?請將筆的編號填入框框內。

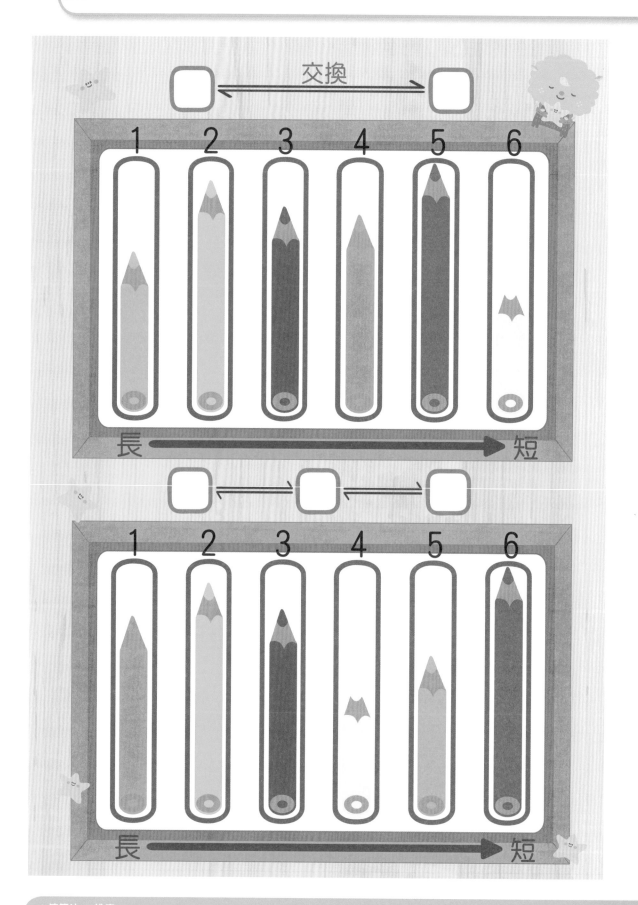

如果依照箭頭指示由「長」到「短」排列，加上同樣的色筆要放入同色的格子中，請問該如何排列呢？請將筆的編號填入格子之中。
（提示：可以用相同顏色的色紙剪出小紙條實際比比看喔！）

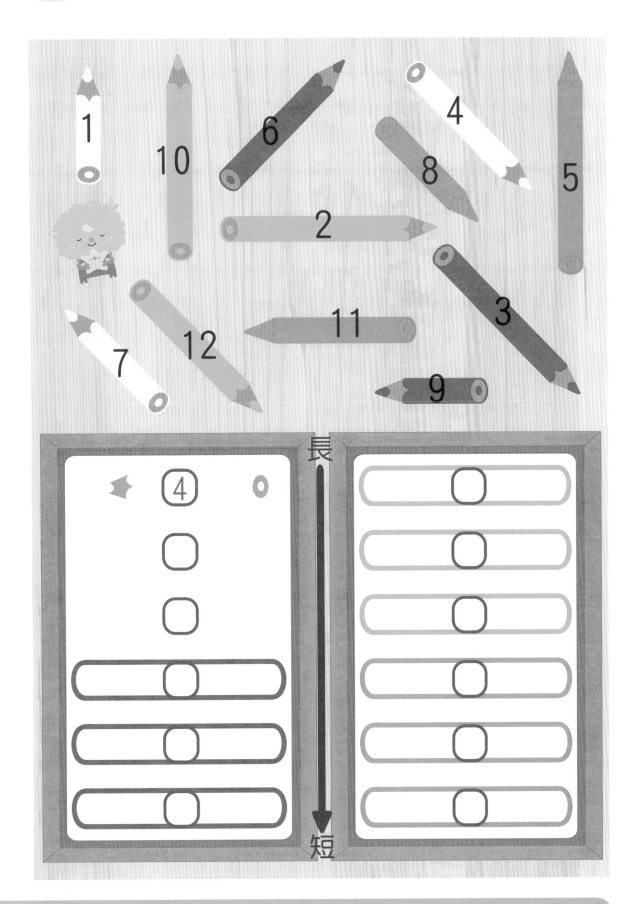

請依照上方的顏色順序提示，將下方相同編號的各種圖形依序塗上相同的顏色。（提示：編號需一致，且要留意順序需從下至上、左到右，如房子就必須從一樓開始塗起。）

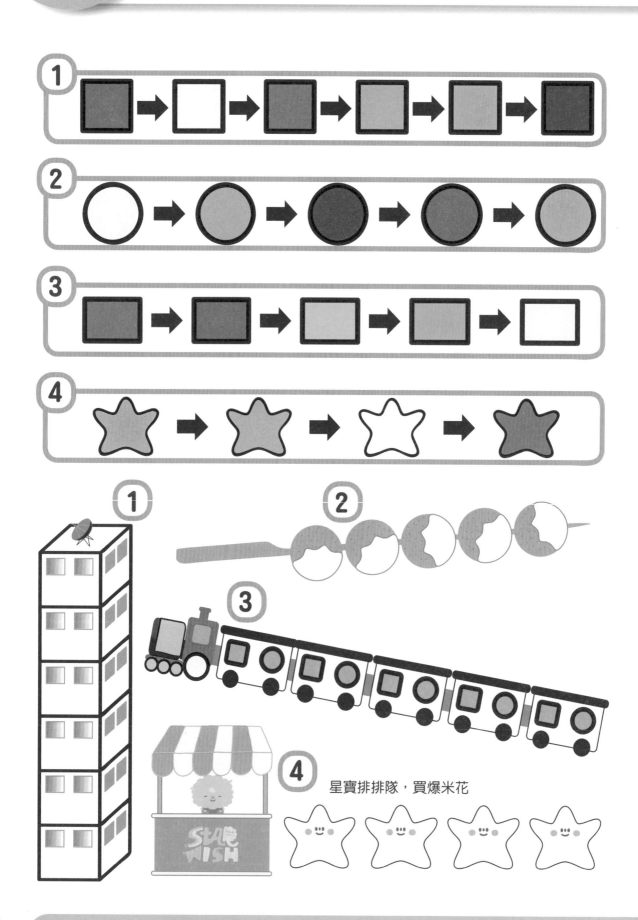

星寶排排隊，買爆米花

請依照右方書本的「顏色排列順序」，將書架上還沒著色的書本
塗上正確的顏色。

排列順序

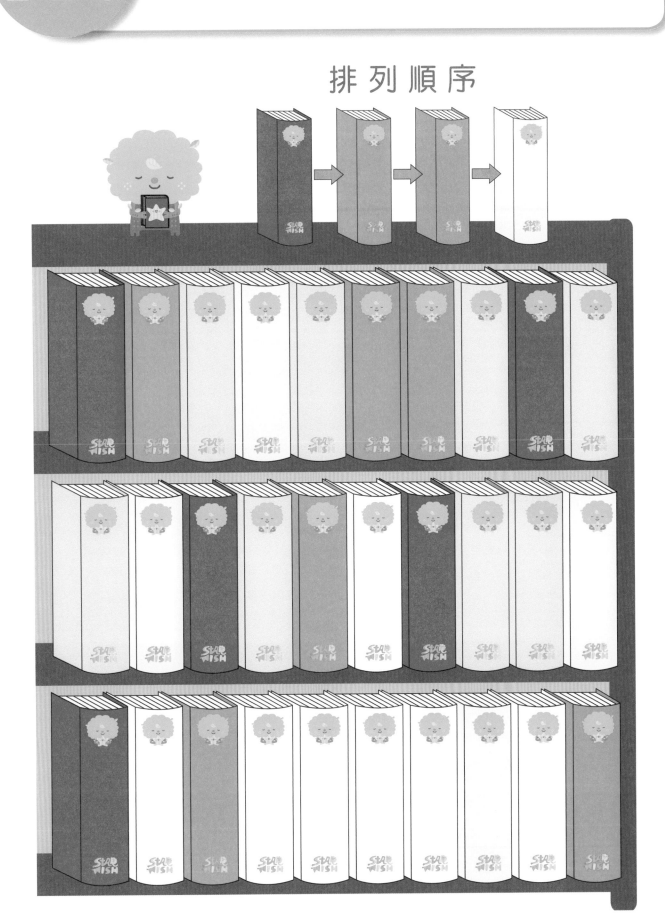

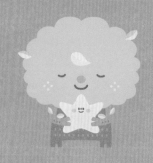

3

進階搜尋

遊戲難度：★★★

依照某些特徵組合、依照某個規律性組合在複雜且繁瑣的資訊進行搜尋，比起基礎搜尋一次只搜尋單一特徵的物品更有挑戰。

小朋友，請幫忙找出右方三種壞掉的星寶，並將壞掉的地方圈起來。

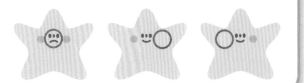

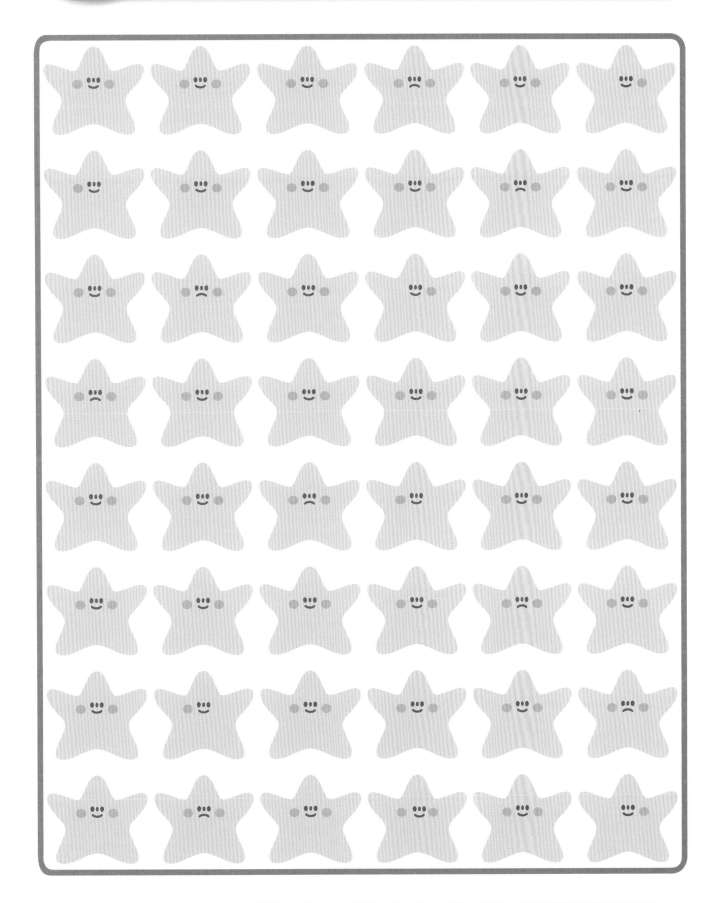

小朋友，請幫忙找出右邊這
兩種表情的星寶，並將牠們
圈起來。

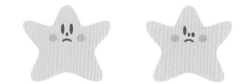

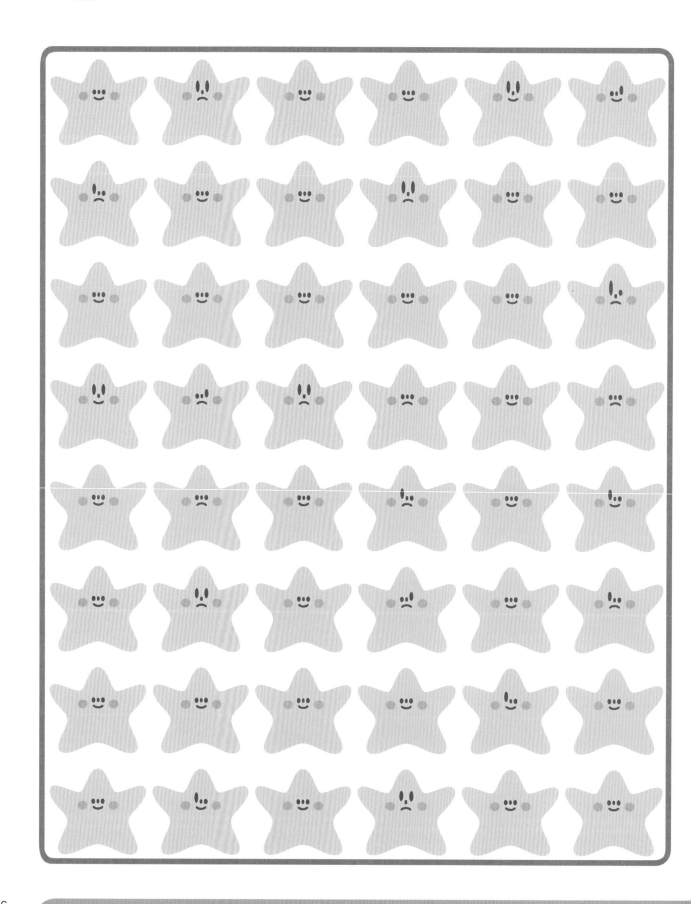

粗心的廚師擺盤出錯，請小朋友幫忙找出與右邊紅色盤子內排列組合不同的餐點，並將它們圈起來。

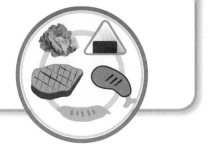

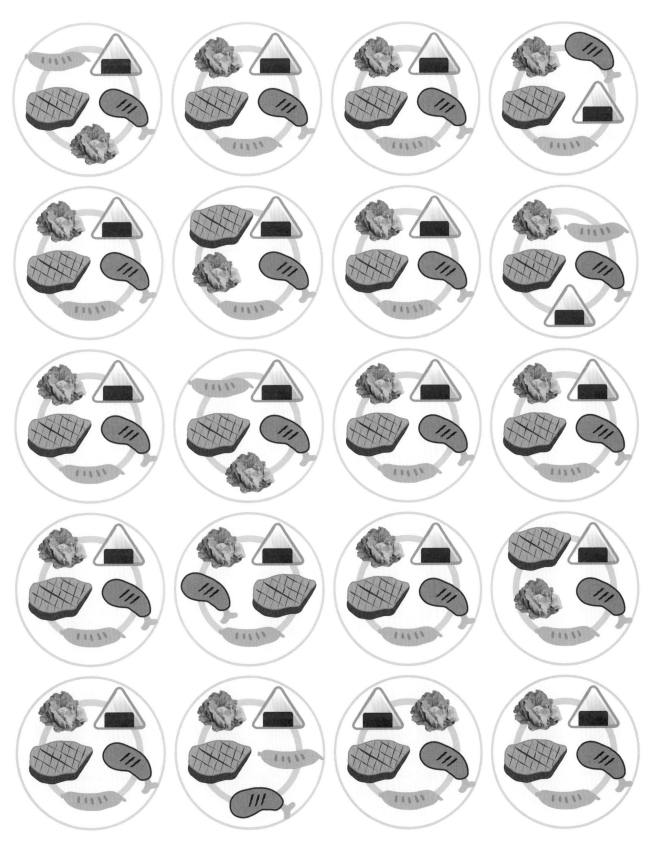

請在下列隊伍中找出與右邊
紅框內三人姿勢相同的組合
並圈起來。

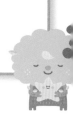

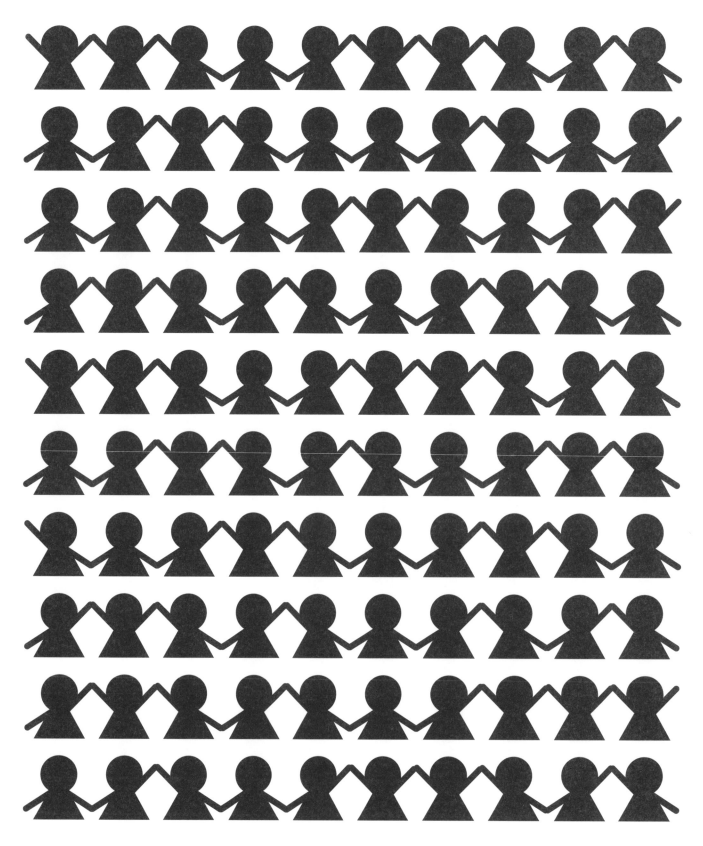

請問下面的蛋黃酥禮盒有幾種組合呢？請在右邊的答案格中塗上顏色。

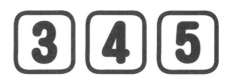

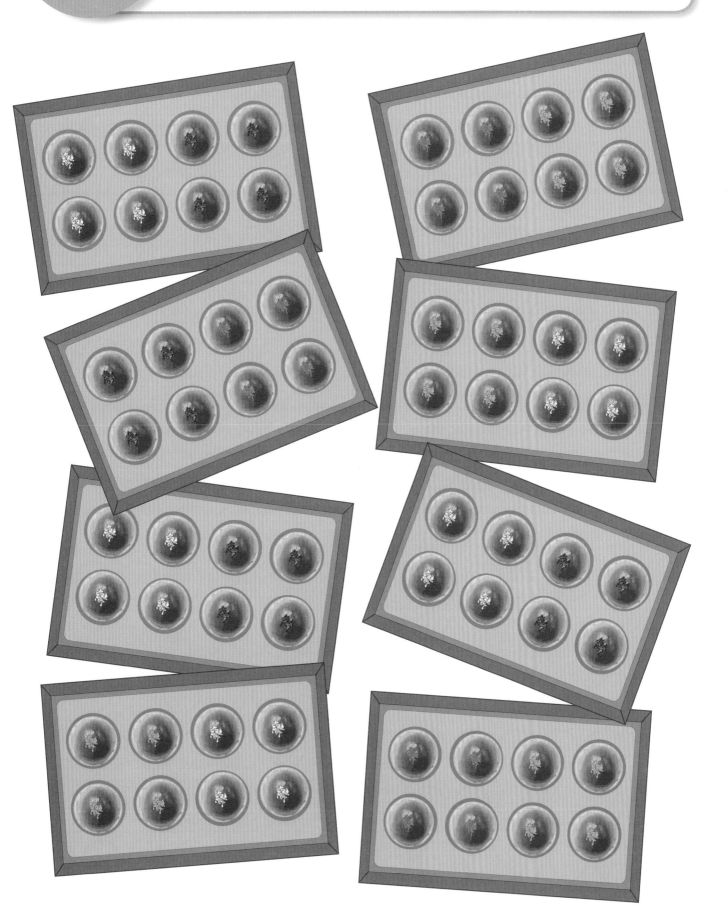

請找找看，下面共有幾種不同圖形組合呢？請在右邊答案格中塗上顏色。

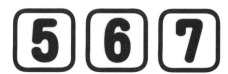

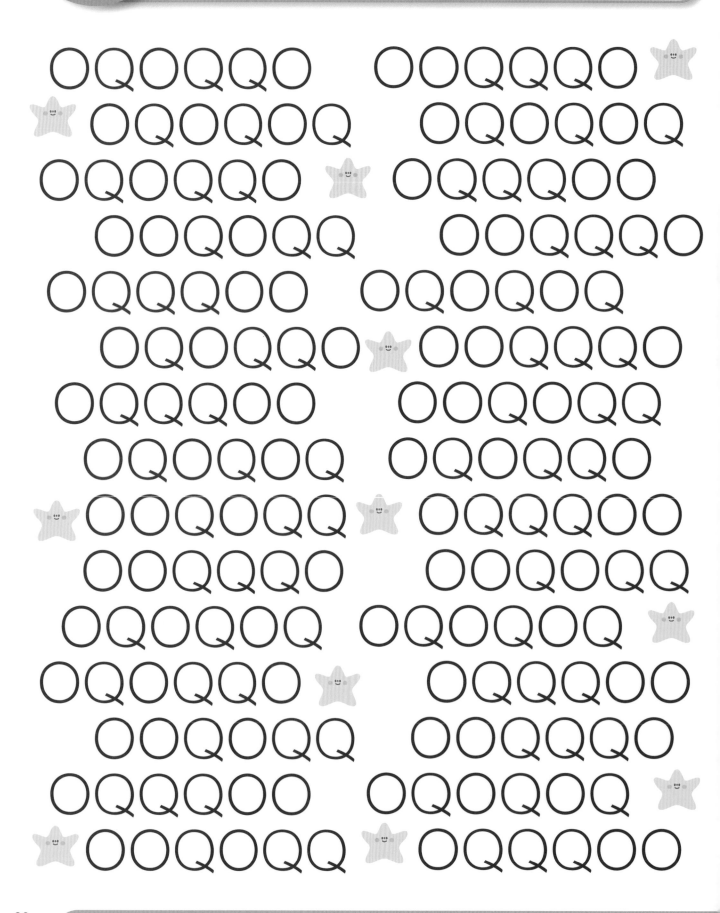

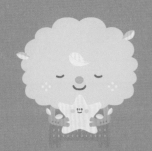

4

流程思考

遊戲難度：★★★

要讓事情順利執行就必須要將完整的流程規劃出來，哪種流程可以讓事情做得更快、哪種流程可以獲得最多的獎賞等。例如要順路買到蛋糕與鉛筆盒，該如何規劃行走路徑會比較節省時間。

依照下列紅色框框內的順序前進（不可斜向），走「最遠」會找到哪一顆橡實果呢？請在下方右邊的空格中著色，每次走完請小朋友數數看走了幾步。（提示：最遠為 16 步。）

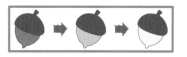

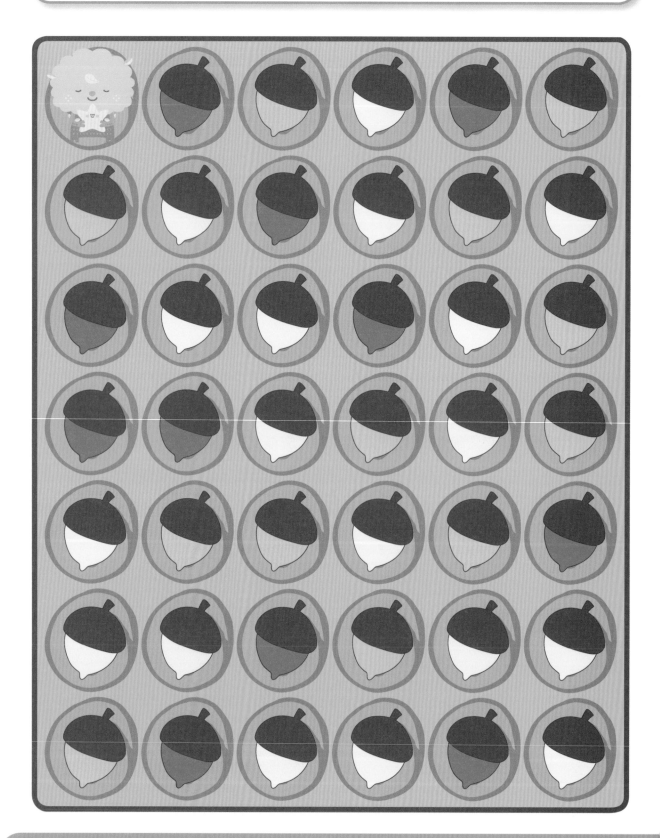

依照下列橡實果實特徵順序前進（不可斜向）並將橡實果依特徵著色，最多能找到幾顆橡實果呢？請在下方右邊的答案空格著色。

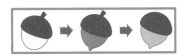

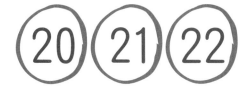

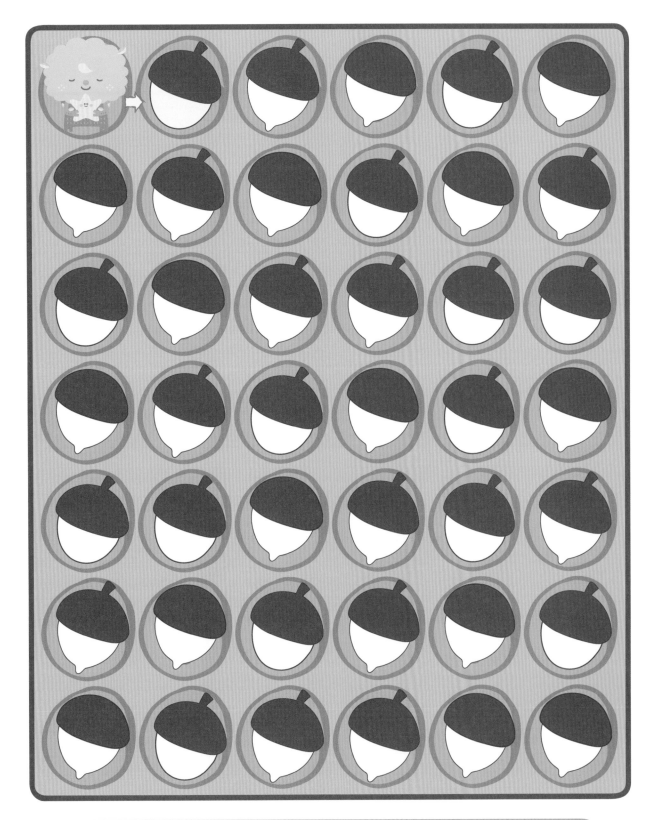

樹寶想搭交通工具去找星寶，請問各要搭車、搭船幾次才能順利抵達呢？

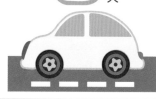
次

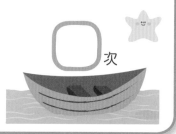
次

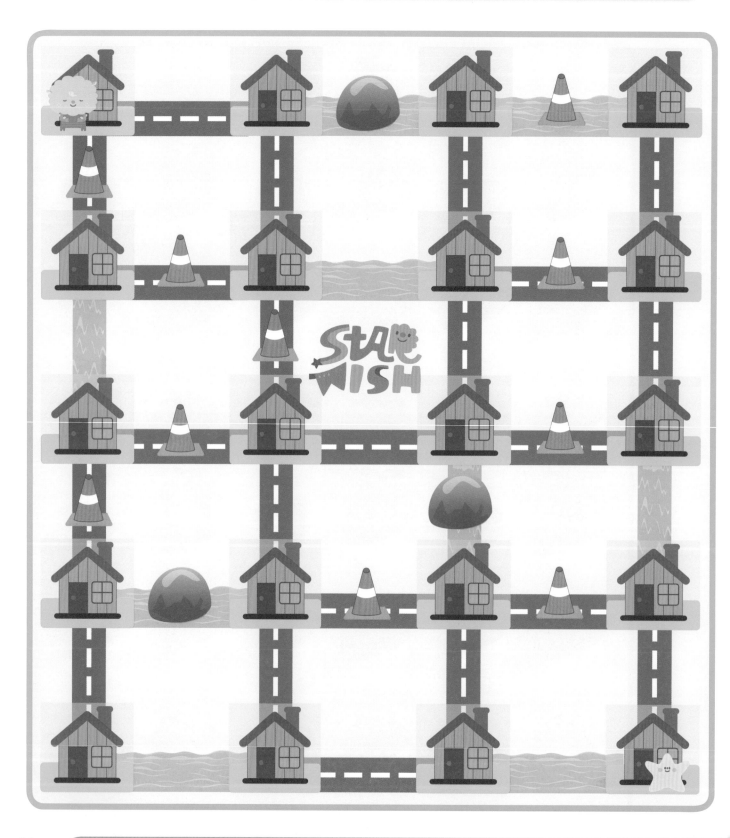

透過轉鈕轉動紅色的指針可獲得不同的數字密碼。（提示：請依照指示轉動紅色指針，並在下方的空格寫出相對應的數字，連續轉動時請留意填寫的箭頭指示唷！）

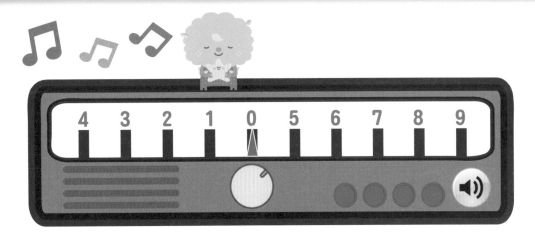

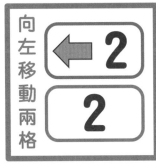

向左移動兩格

⬅ 2

2

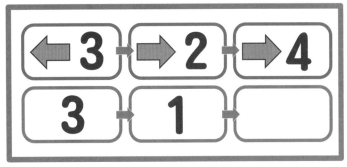

⬅ 3 → ➡ 2 → ➡ 4

3 → 1 → ☐

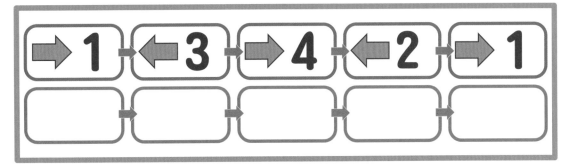

➡ 1 → ⬅ 3 → ➡ 4 → ⬅ 2 → ➡ 1

☐ → ☐ → ☐ → ☐ → ☐

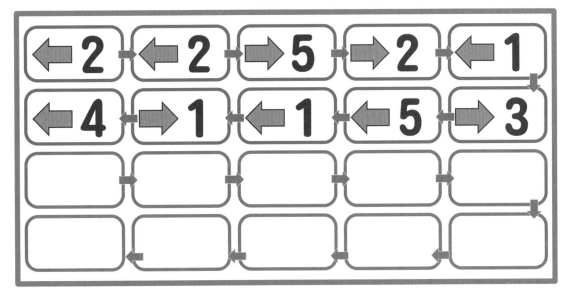

⬅ 2 → ⬅ 2 → ➡ 5 → ➡ 2 → ⬅ 1

⬅ 4 ← ➡ 1 ← ⬅ 1 ← ⬅ 5 ← ➡ 3

☐ → ☐ → ☐ → ☐ → ☐

☐ ← ☐ ← ☐ ← ☐ ← ☐

節約能源,愛護地球。請幫忙檢查星願樹大樓內的每一間房間,有人在家請將「開燈」的符號塗上紅色,並將燈泡塗上黃色;如果沒人在家請將「關燈」符號塗上綠色,並將房間塗上灰色。

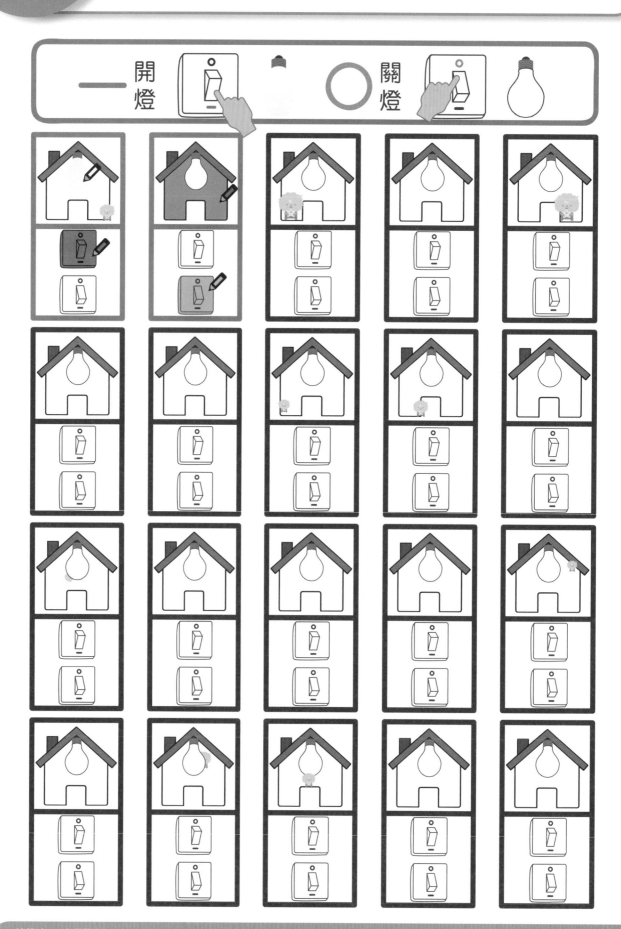

請將「開啟開關」卻「沒有發光」的燈泡連上「紅色的線」;「關閉開關」卻「沒有變暗」的電燈連上「綠色的線」。

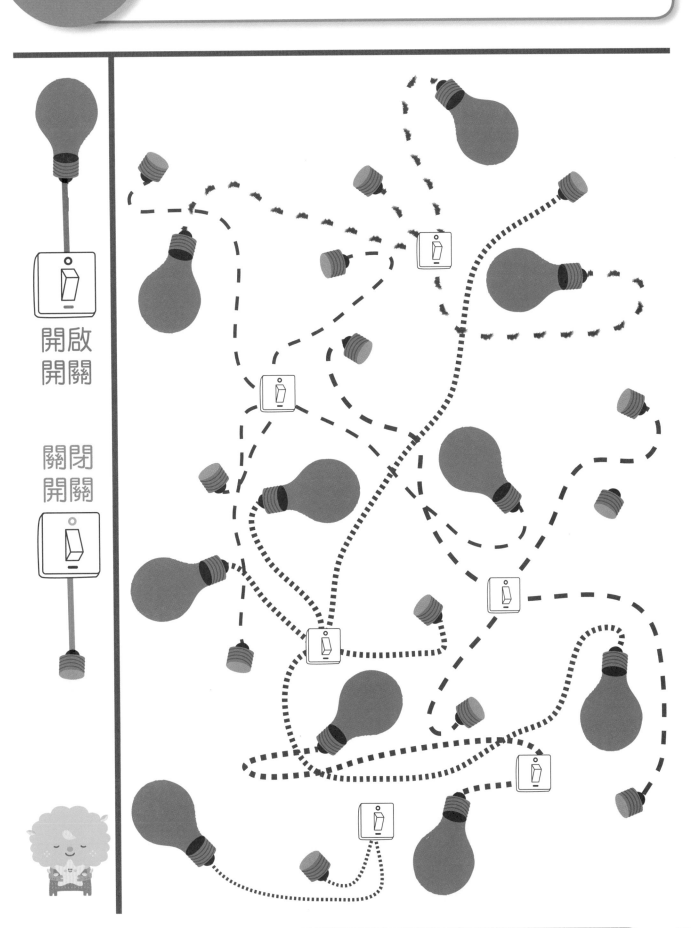

開啟
開關

關閉
開關

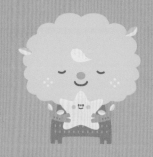

5

進階邏輯思考

遊戲難度：★★★★

找出最佳的方案來解決問題或執行任務，方案與規則選擇不同，執行的結果也會不同。有時，換個方向思考，同一件事情會產生不同的結果，會讓遊戲與工作更加有趣。

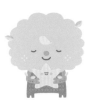 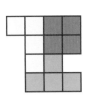

請利用下列四塊形狀積木拼裝成各式各樣的積木造型。（提示：不可重複使用）

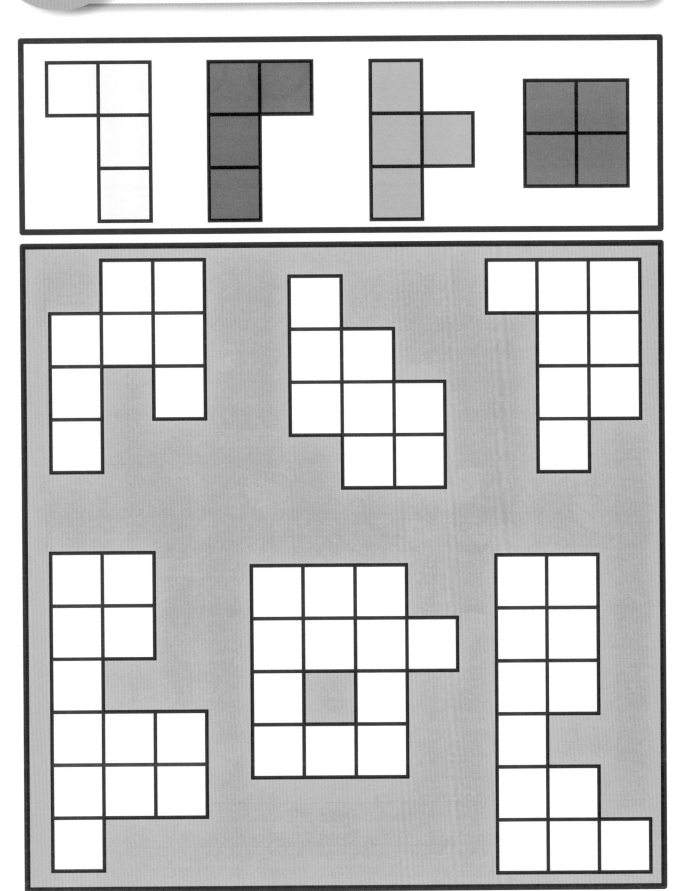

請問從幾號路線出發，可以最快找到蘋果，請將該數字圓圈塗紅色；幾號路線最慢找到蘋果，請將該數字圓圈塗藍色。（每走一條線段算一步唷，行進方式請見下方紅色線）

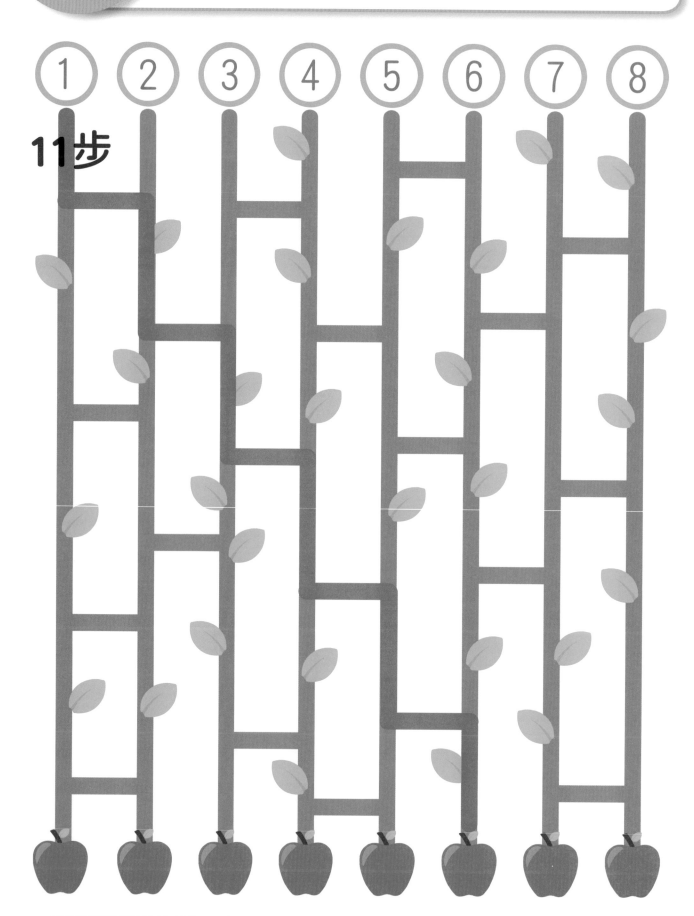

11步

請問走幾號路線可以摘到最多蘋果？請將該數字圓圈塗上紅色；
幾號路線會摘到最少的蘋果？請將該數字圓圈塗上藍色。（每走
一條線段算一步，行進方式如 2-5-2 的玩法）

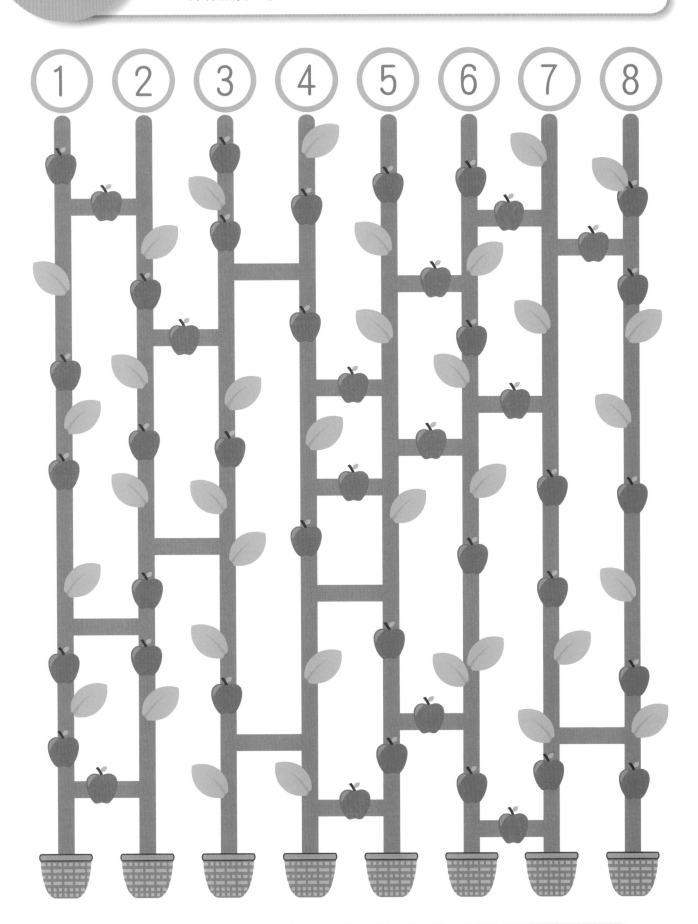

請問哪一把鑰匙開門的路線最近？每把鑰匙可以打開的門請參考右下圖。（提示：計算方式為每經過一格算一步）

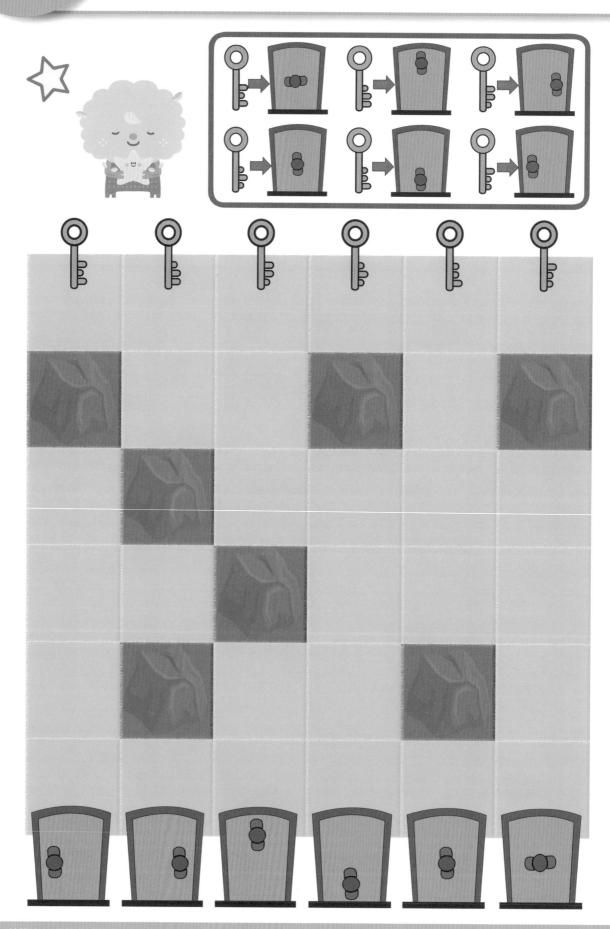

請問〔最少〕移動幾次撲克牌可以依序從 1 排到 5。（提示：建議可以直接拿出撲克牌讓小朋友實際操作練習）

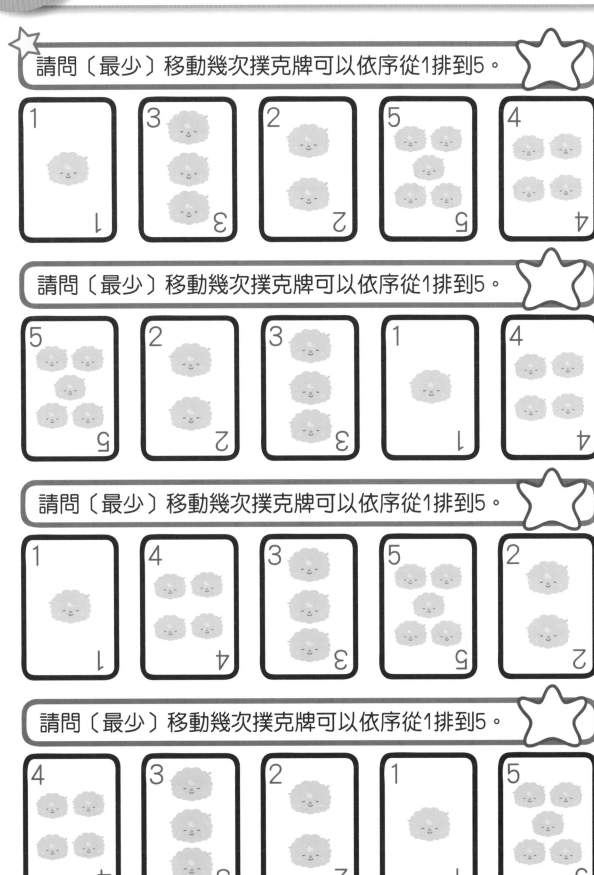

請問〔最少〕移動幾次撲克牌可以依序從1排到5。

請問〔最少〕移動幾次撲克牌可以依序從1排到5。

請問〔最少〕移動幾次撲克牌可以依序從1排到5。

請問〔最少〕移動幾次撲克牌可以依序從1排到5。

請想想看，每桌該如何配送餐點，才能讓「直向」與「縱向」的客人都吃到三種形狀的食物呢？（提示：類似數獨的概念）

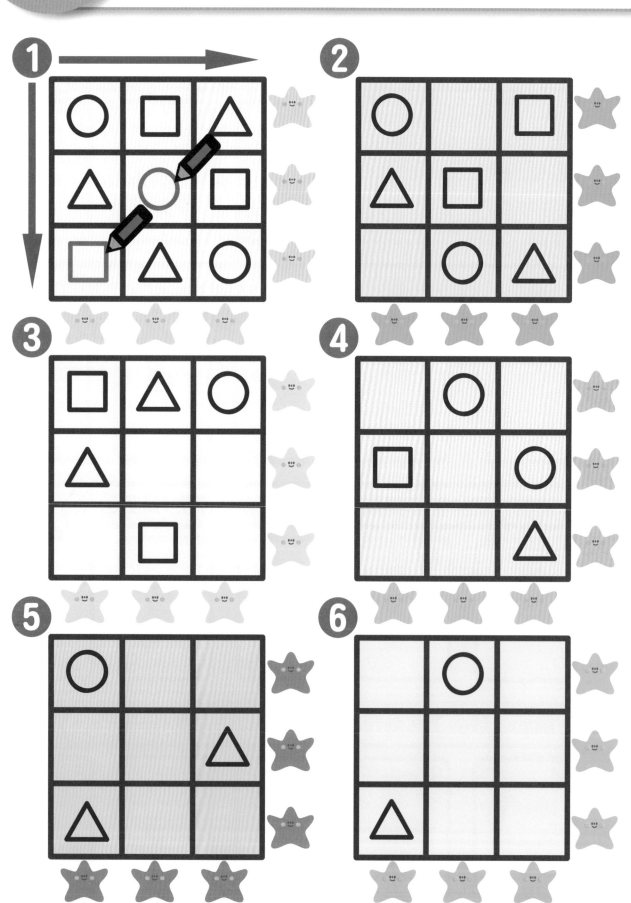

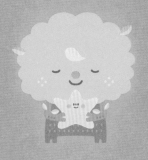

6

錯誤排除

遊戲難度：★★★★

編寫程式碼時，有時會因為一點點小錯誤而導致整個流程無法執行，因此除了編寫時要謹慎外，當出現錯誤時也要發揮專注力且有耐心的將錯誤找出來。

2-6-1

右邊框框內為圖形的正確排列順序。在下圖中請以每三個為一組進行對照，找出錯誤的排列順序，並用色筆圈選出來。

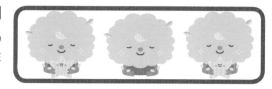

作答區

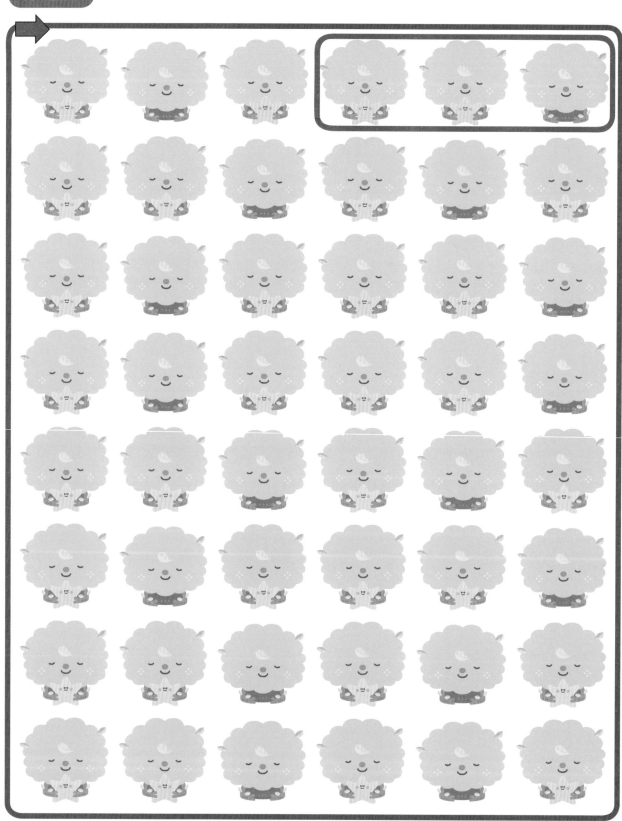

右邊框框內為圖形的正確排列順序。在下圖中請以每四個為一組進行對照，找出錯誤的排列順序，並用色筆圈選出來。

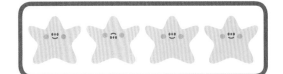

作答區

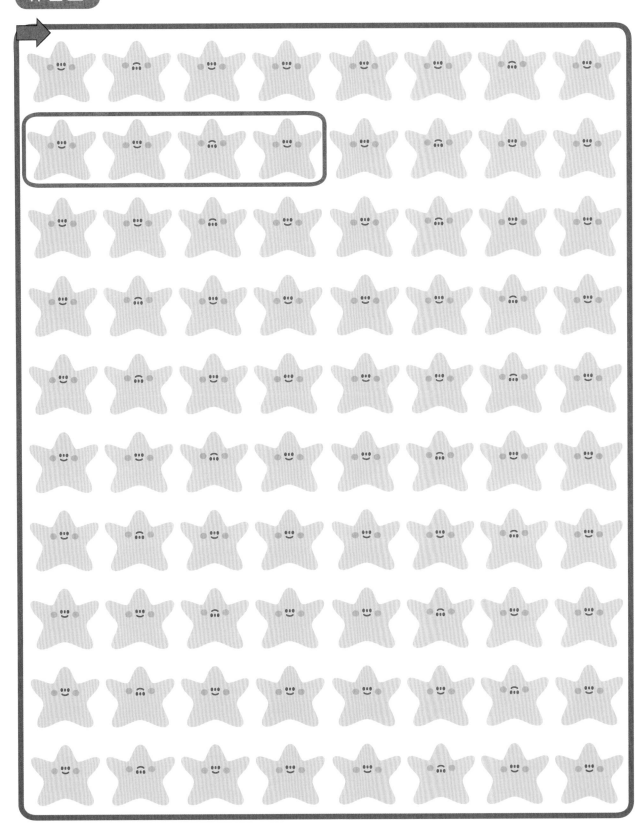

右邊框框內為圖形的正確排列順序。在下圖中請以每三個為一組進行對照，找出錯誤的排列順序，並用黃色筆塗上顏色。

作答區

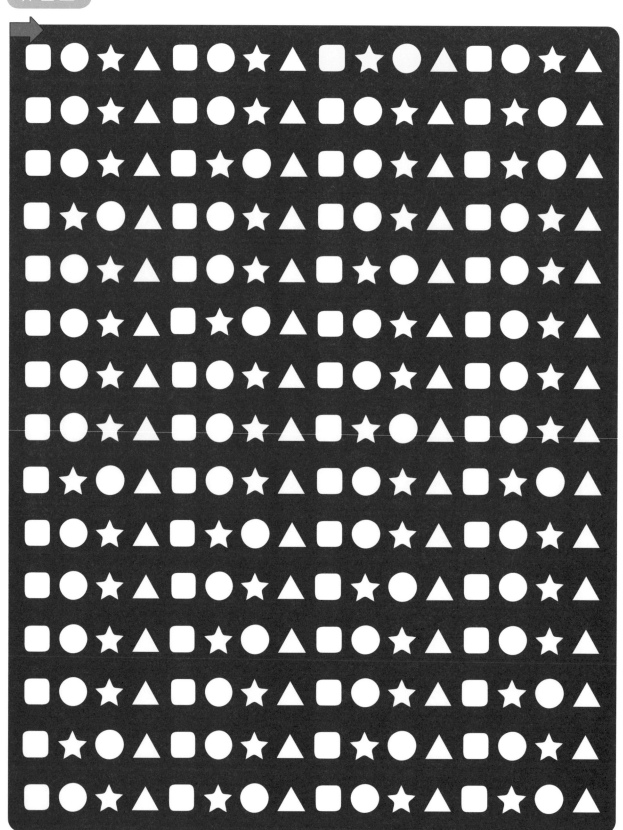

請對照綠色格子內的正確數字順序，在作答區中將每排數字中錯誤的部分圈選出來，並在下方的咖啡色格子內寫上正確的數字。

6 9 9 6 6 9 6 9 6

作答區

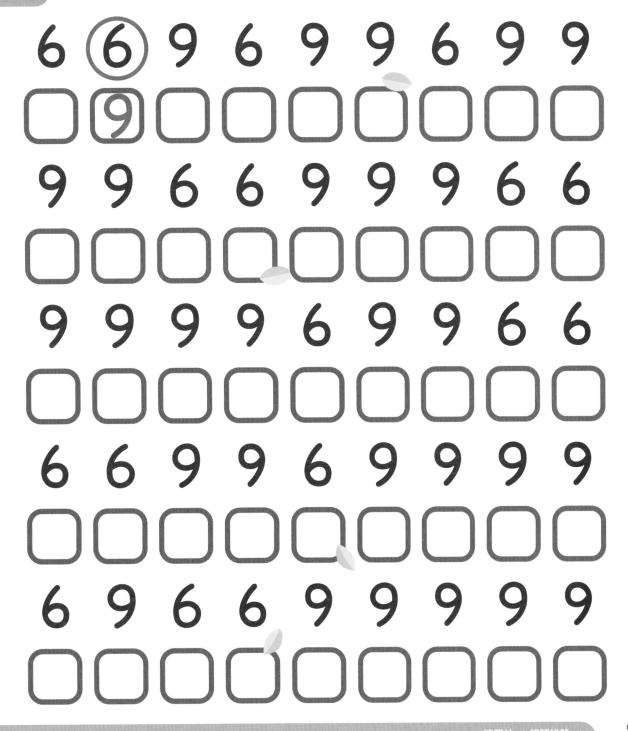

機器的按鈕年久失修，有許多按鍵都掉落了，請小朋友對照設計圖幫忙作答區修復按鍵，讓機器重新運作吧！（提示：請塗上與題目區相同的顏色。）

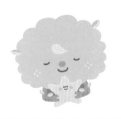

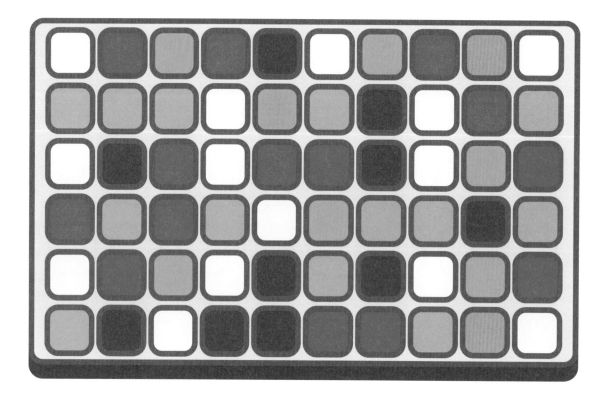

作答區

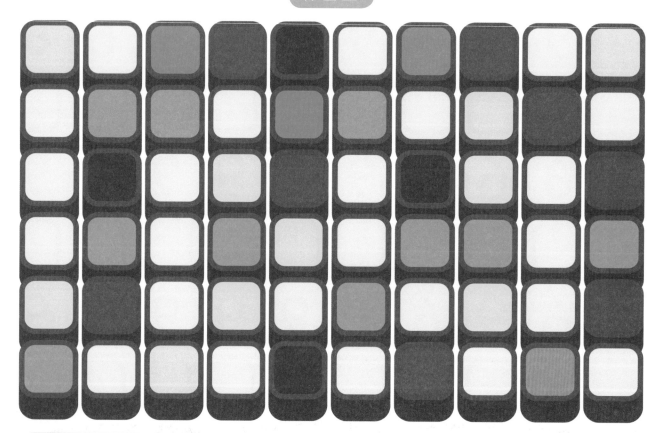

工廠生產橡皮擦的機器出了一些問題，導致每列生產線都會有「兩件」商品出現右圖的錯誤，現在請小朋友幫忙找出每列中兩件錯誤的商品，並用紅筆將錯誤的地方圈起來。

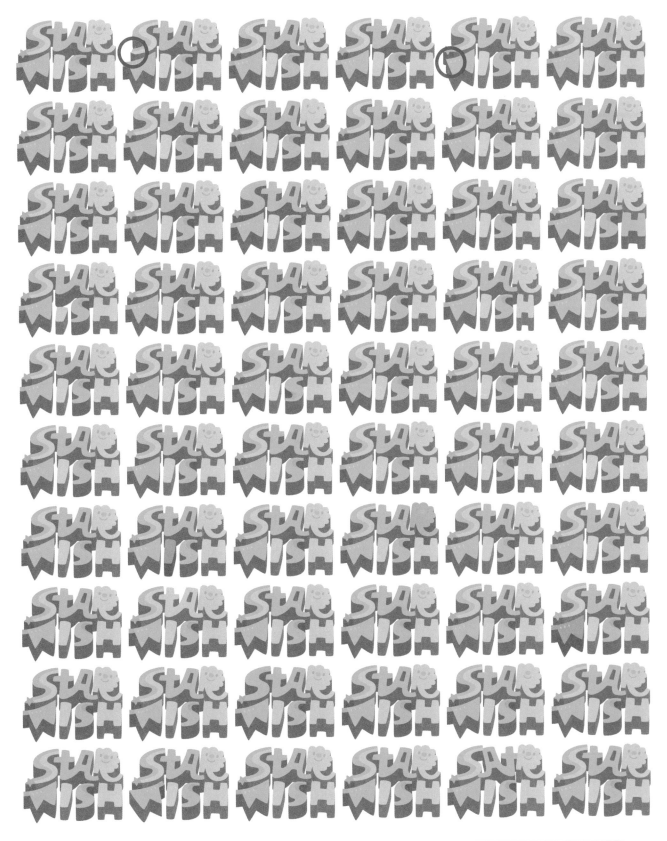

單元三

進階練習篇

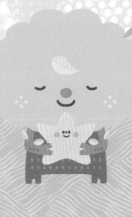

3

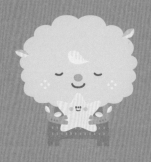

① 進階編碼

遊戲難度：★★★★★

小朋友請先找到作答區中的數字，並對照上方參考圖的方向指標與顏色進行移動，數字數多少就移動幾步喔！

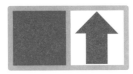 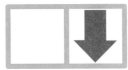 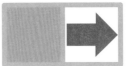 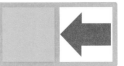

作答區

第一步

第二步

小朋友請先找到作答區中的數字，並對照上方參考圖的方向指標與顏色進行移動，數字數多少就移動幾步喔！

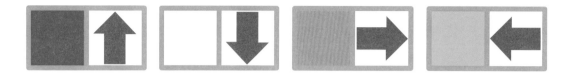

作答區

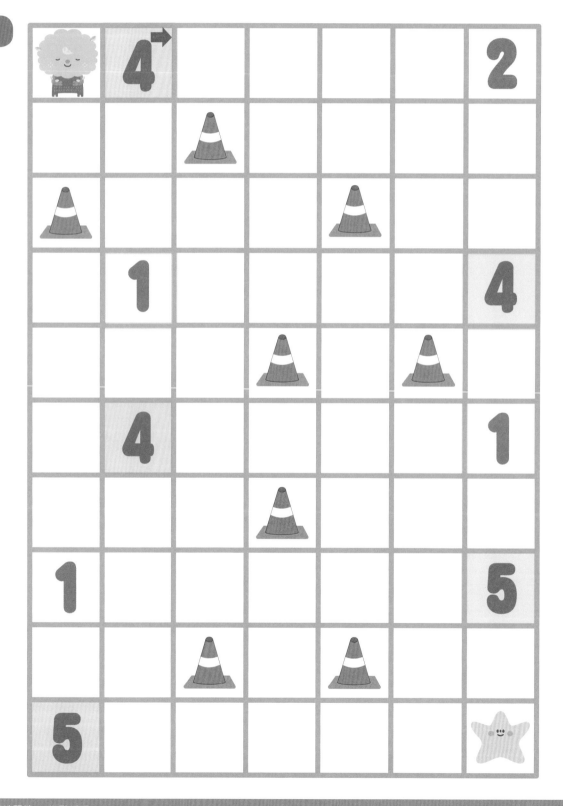

樹寶想去找星寶玩，請參考上方對照圖依照行進的方向將其對應的符號填入路徑的格子之中。（提示：請留意轉向（轉彎）處要填上「Ｘ」的符號唷！）

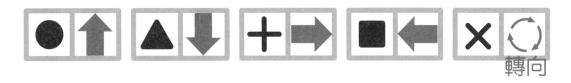

作答區

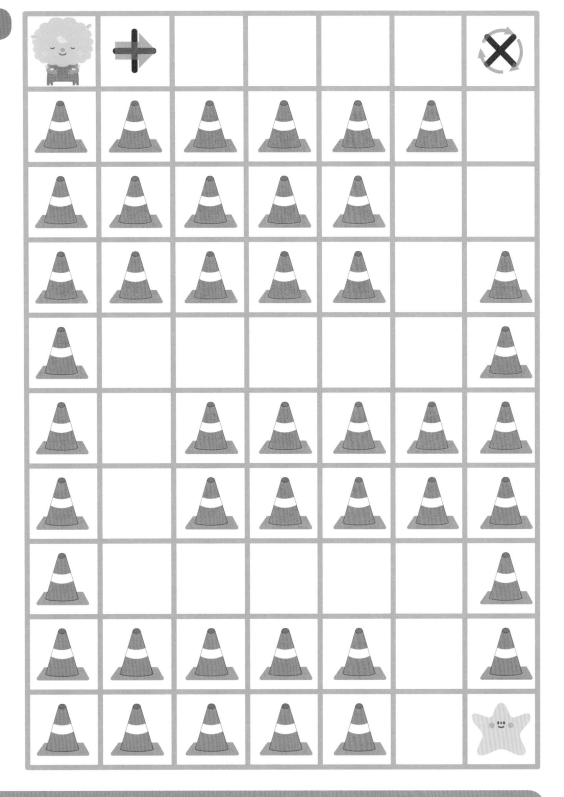

樹寶想依序找到星寶 1 號、2 號、3 號，請參考上方對照圖依照行進的方向將對應的符號填入路徑的格子之中。（提示：只要經過星寶旁邊就算找到，無須跨越牠）

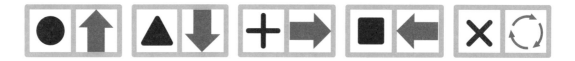

作答區

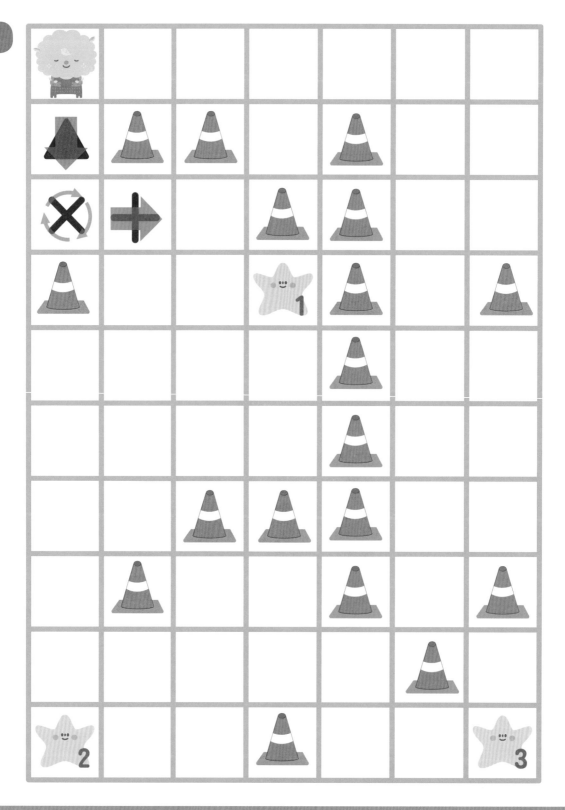

請將上方「所有」的座標位置與代表的顏色填入下方相對應位置的格子之中，最後看看會出現什麼驚奇的圖案？

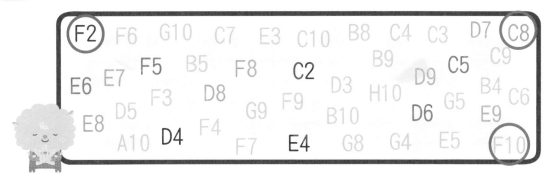

F2　F6　G10　C7　E3　C10　B8　C4　C3　D7　C8
E6　E7　F5　B5　F8　C2　B9　D9　C5　C9
　　　F3　D8　D3　H10　D6　G5　B4　C6
E8　D5　G9　F9　B10　E9
A10　D4　F4　F7　E4　G8　G4　E5　F10

作答區

	A	B	C	D	E	F	G	H
1								
2						F2		
3								
4								
5								
6								
7								
8			C8					
9								
10						F10		

請將上方「所有」的座標位置與代表的顏色填入下方相對應位置的格子之中，最後看看會出現什麼驚奇的圖案？

A5　E10　C10　　G8　D2　B5　D3　E9　F10　G9　D8　　B10

D9　D6　H5　H8　A3　E7　C6　　　C7　C5　D4　　F9

C8　　　E1　E2　C9　F8　B9　G2　D5　G10　C4

D7　B2　F4　C2　E5　G5　E3　D1　F2　　H10　F5　E8

G6　　E6　H9　A4　D10　H4　F6　B6　E4　F7　H3

作答區

	A	B	C	D	E	F	G	H
1								
2				D2				
3								
4			C4					
5					E5			
6								
7								
8								
9								
10								

小蜜蜂築巢準備生產美味的蜂蜜，請小朋友一起來幫忙築巢吧！築巢的方式如右，相鄰的三個蜂巢必須是 1、2、3 連接在一起。請將空格填上正確的數字，最後再將蜂巢塗上顏色（提示：只要 123 相鄰在一起即可，沒有特定的順序）。

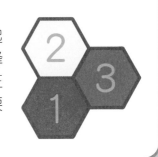

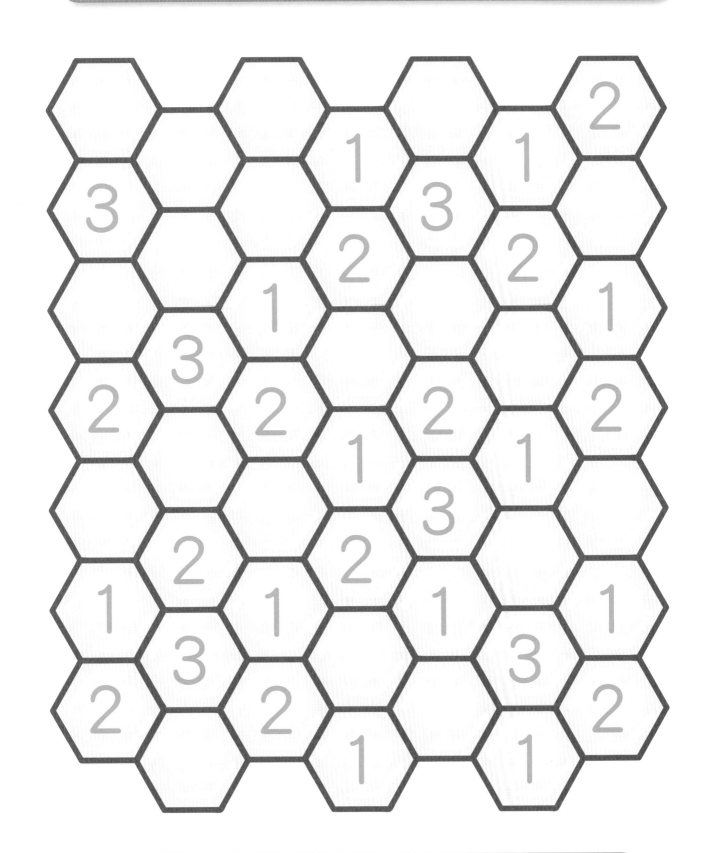

請依照作答區上方綠色色塊上數字的順序以直線、橫線或斜線將其連接起來，連起來後，再想像看看最後的圖形像什麼呢？

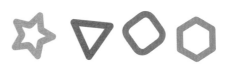

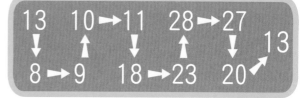

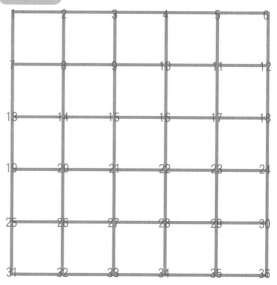

作答區

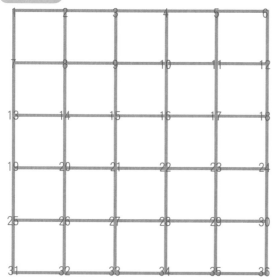

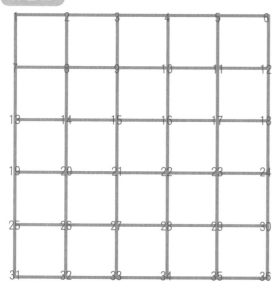

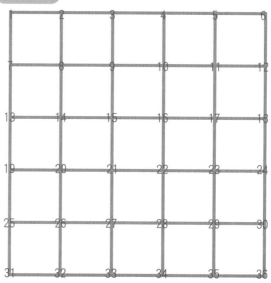

請依照作答區上方綠色色塊上數字的順序以直線、橫線或斜線將其連接起來，連起來後，再想像看看最後的圖形像什麼呢？

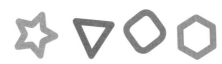

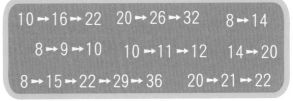

作答區

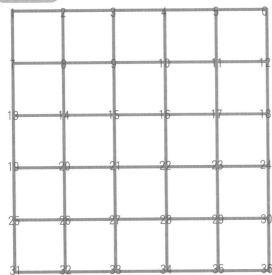

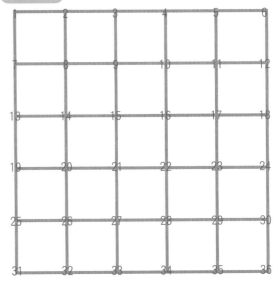

作答區

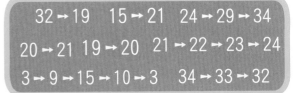

作答區

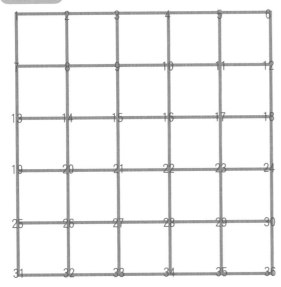

作答區

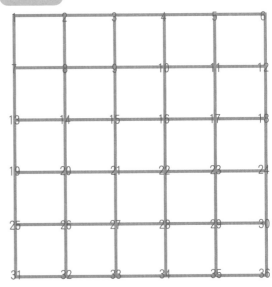

請依照條碼下方的數字，
對比右方的條碼設計圖，
將作答區空白的條碼塗上
正確的顏色吧！

358369　385369　358396

353869　358639

作答區

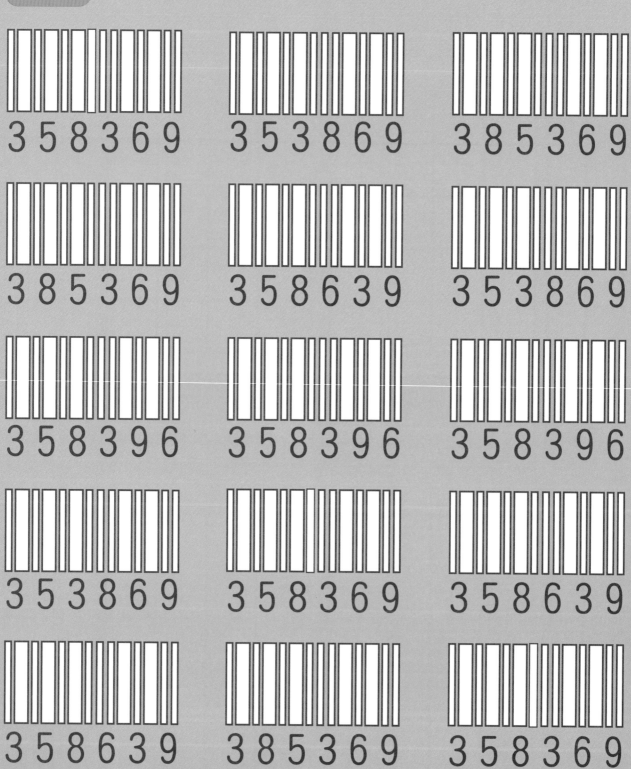

3 5 8 3 6 9	3 5 3 8 6 9	3 8 5 3 6 9
3 8 5 3 6 9	3 5 8 6 3 9	3 5 3 8 6 9
3 5 8 3 9 6	3 5 8 3 9 6	3 5 8 3 9 6
3 5 3 8 6 9	3 5 8 3 6 9	3 5 8 6 3 9
3 5 8 6 3 9	3 8 5 3 6 9	3 5 8 3 6 9

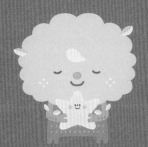

②

進階解碼
（含錯誤排除）

遊戲難度：★★★★★

星願樹停車場內有好多人亂停車！樹寶與星寶調閱監視器來檢視停車的狀況吧！請對照上方停車格內的停車情形並與參考圖並在作答區相對應的的格子內做紀錄。

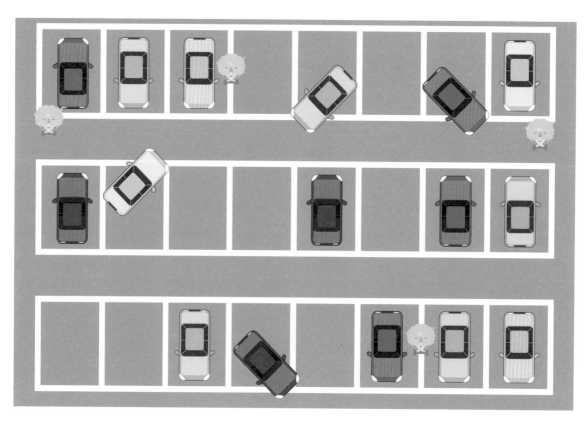

參考圖

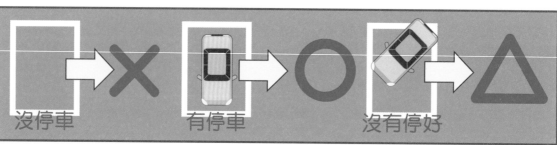

沒停車　　　有停車　　　沒有停好

作答區

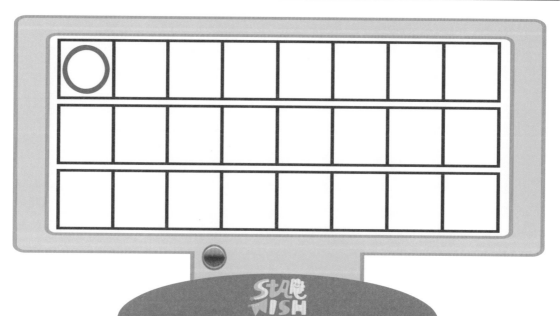

終於做好停車記錄表了，但是好像在忙中有些出錯，請小朋友對照左頁的參考圖幫忙檢查是否正確，並將作答區中錯誤紀錄的格子塗上黃色。

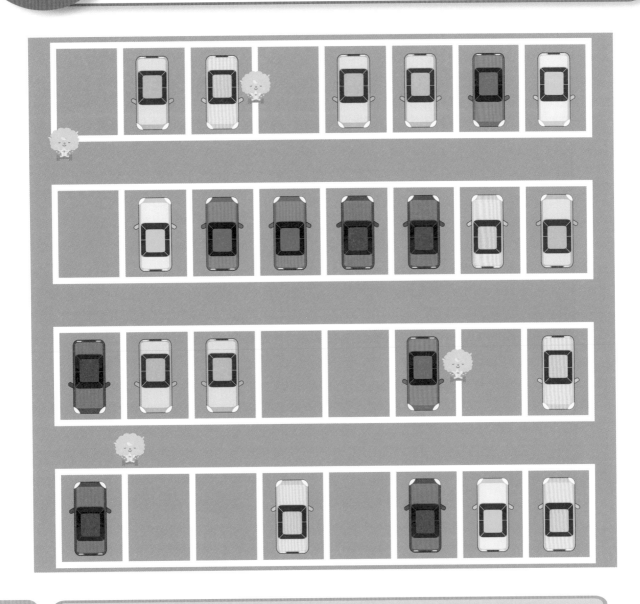

作答區

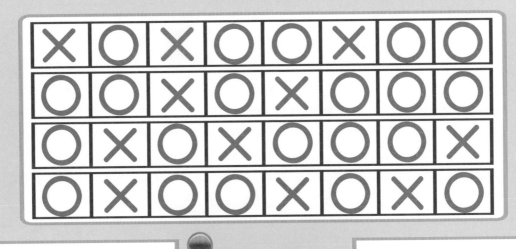

請小朋友幫忙檢查，並對照 P116 的參考圖將作答區錯誤紀錄的格子塗上黃色。

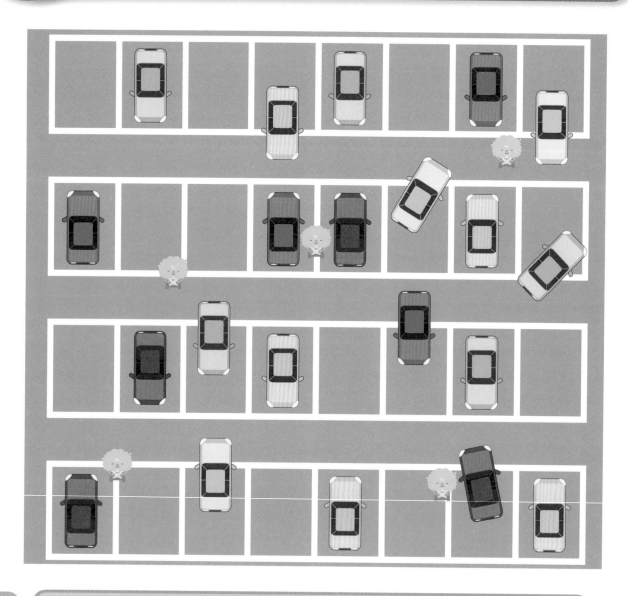

作答區

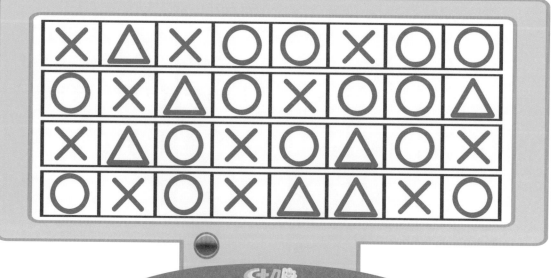

請對照上方停車格內的停車情形並與參考圖在對應位置的格子內做紀錄。填寫符號時須留意車子的顏色，並用與車子顏色相同的色筆進行紀錄，例如黃色的車有停在格子內，所以使用黃色筆畫〇。沒有停車的格子請用黑色筆畫╳。

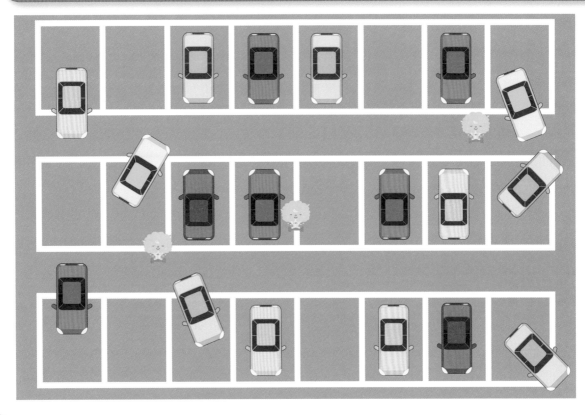

參考圖

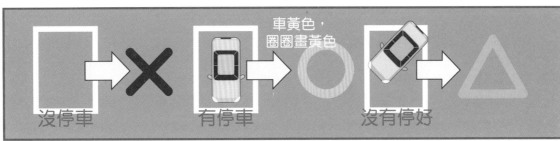

車黃色，
圈圈畫黃色

沒停車　　　　有停車　　　　沒有停好

作答區

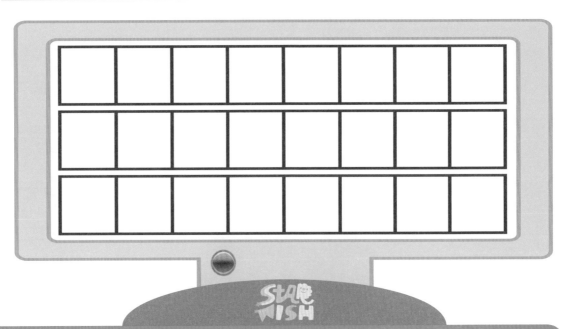

請小朋友幫忙檢查，並對照 P119 的參考圖將作答區錯誤紀錄的格子塗上黃色。

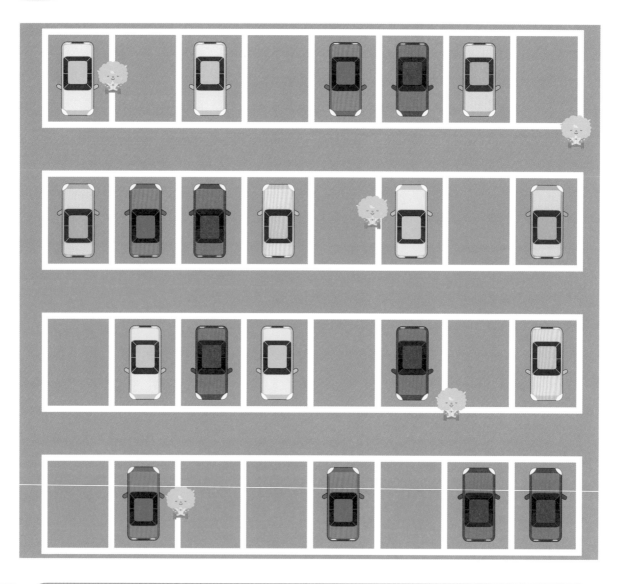

作答區

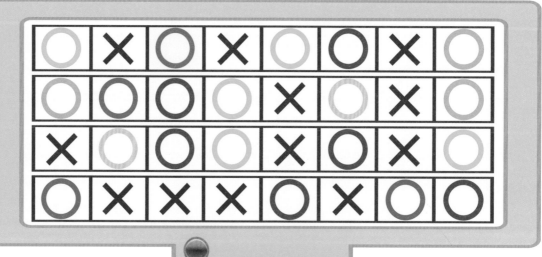

請小朋友幫忙檢查，並對照 P119 的參考圖將作答區錯誤紀錄的格子塗上黃色。請注意車頭方向須與停車格旁邊的箭頭指示方向相同，如果停錯方向請紀錄與車子同色的三角形。

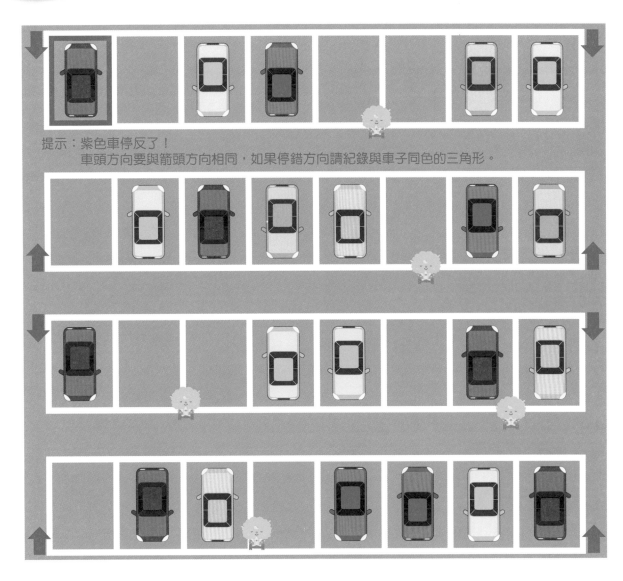

提示：紫色車停反了！
車頭方向要與箭頭方向相同，如果停錯方向請紀錄與車子同色的三角形。

作答區

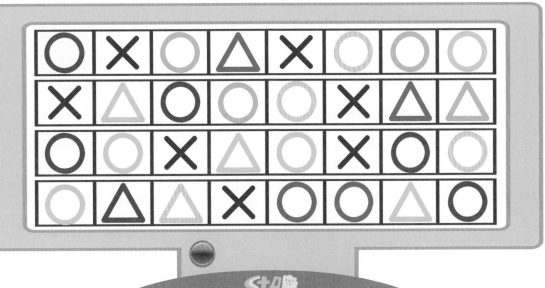

哇！這是最新型的眼控裝置。可以用來解開密碼鎖，就讓我們來試試。遊戲1：請依照格子內密碼鎖的「轉動方向」與「次數」進行轉動，並將每次轉動後得到的符號填入作答區的格子中。遊戲2：如果要解開上方的密碼，需要左轉、右轉各幾格呢？（提醒：單方向旋轉不可轉超過10格）

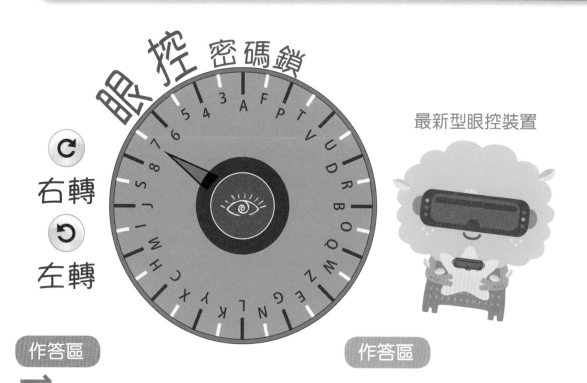

眼控 密碼鎖

最新型眼控裝置

右轉

左轉

作答區

→

J右3	A左3	右3	左5	右6
左4	左8	右7	左6	右8
左3	右8	左3	右6	右7
左3	右3	右6	右3	左5
右8	左4	左7	右3	右6

作答區

右轉　　　　左轉

格　　　　　格

PUB38SKYWC

如果要解開上方的密碼，需要左轉、右轉各幾格呢？
注意：單方向旋轉不可轉超過10格！

遊戲1

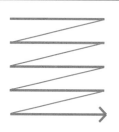

遵循
方向

遊戲2

將所有的九宮格密碼表重疊，重疊後顏色與形狀可組成一顆糖果，例如範例中藍色與三角形相同位置重疊後得到藍色的三角形糖果，再依照糖果擺放在糖果盒中的位置，將糖果的代號填寫到盒子上。（提示：請先將有顏色與形狀的代號找出來，再接著找沒有標示的。）

遊戲 1

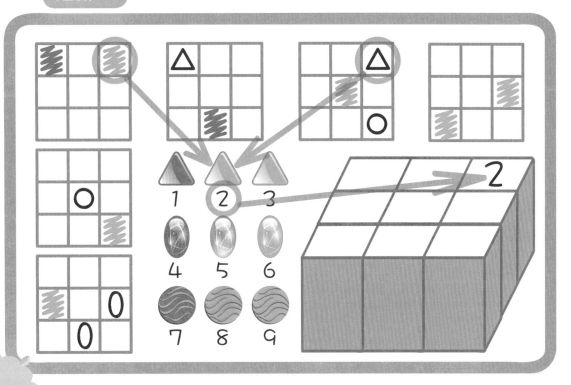

遊戲 2

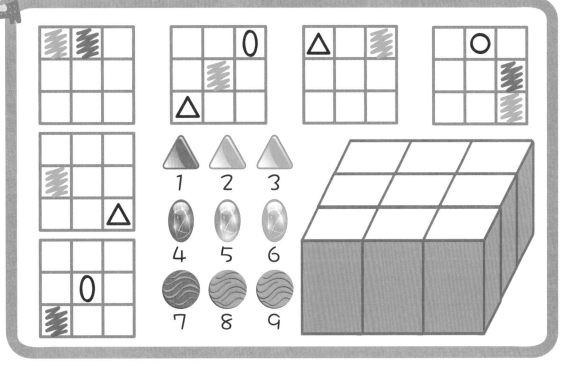

樹寶又要找星寶玩囉！在路上，遇到不同形狀符號時，請比對上方的形狀方向對照圖來改變。

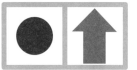 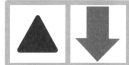 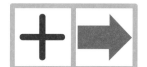 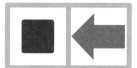

作答區

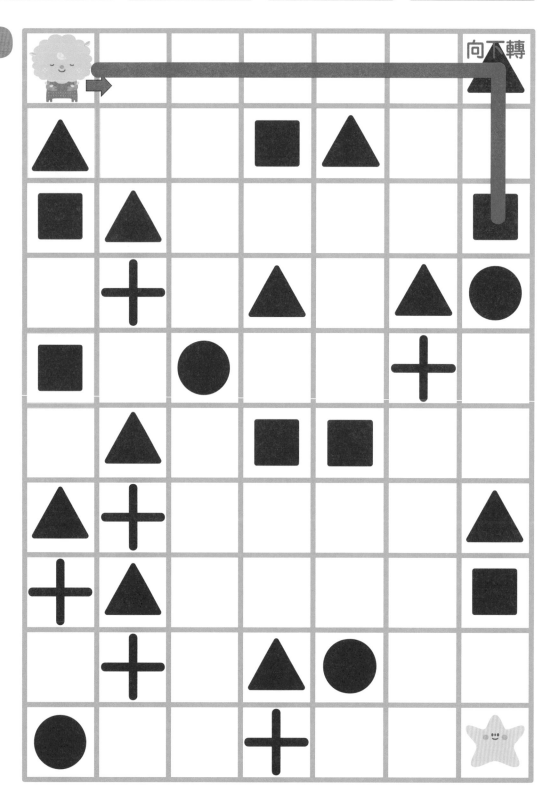

下表中每兩個圖形的組合代表一次前進方向（每次走一格），請依照順序解讀行進方向，看看最後能找到哪一個寶藏（提示：請留意＋○代表轉向／轉彎）。

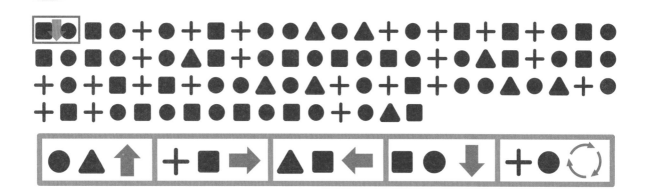

作答區

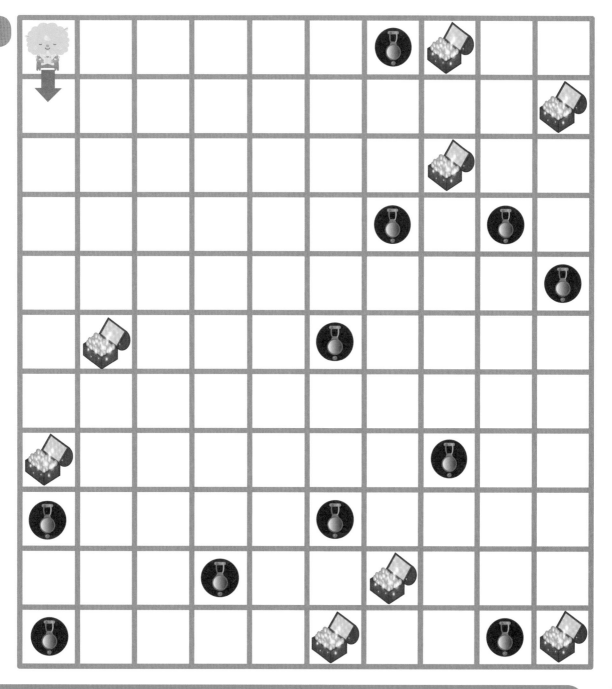

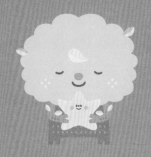

③

程式設計概念
綜合運用

遊戲難度：★★★★★

下面有 15 個程式指令卡，請填入行走的步數讓樹寶可以順利抵達爆米花攤販購買爆米花。（提示：原地轉向＝在原地旋轉，面向下一個行走的方向）

向右走**5**步 → 原地轉向 → 向下走▢步 → 原地轉向 → 向左走▢步

原地轉向 → 向下走▢步 → 原地轉向 → 向右走▢步 → 原地轉向

向下走▢步 → 原地轉向 → 向右走▢步 → 原地轉向 → 向上走▢步

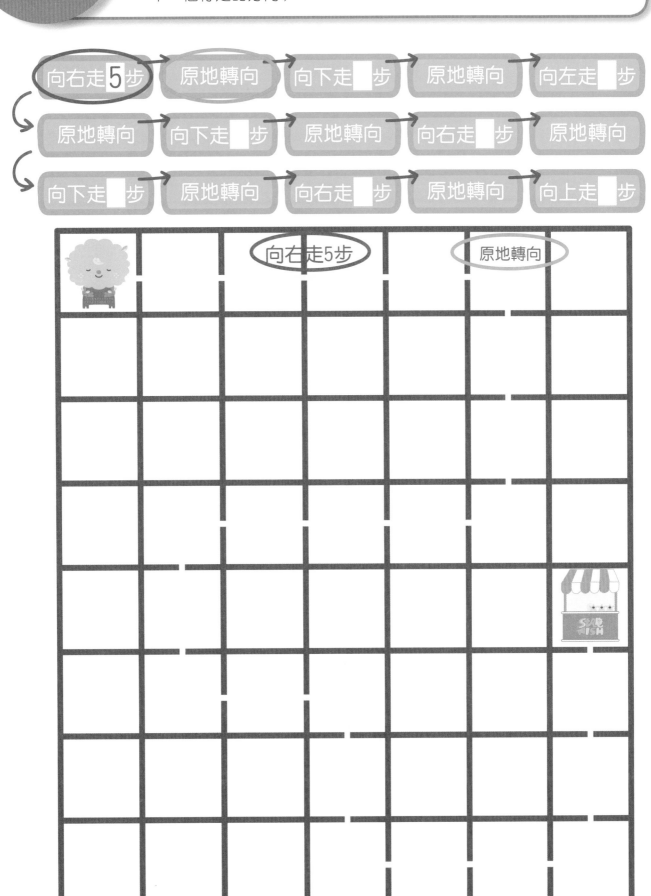

下面有 15 個程式指令卡，請填入行走的步數讓樹寶可以依序找到編號 1-5 的星寶。(提示：指令卡下方如果出現星星的話，代表執行完指令後可以找到該編號的星星。)

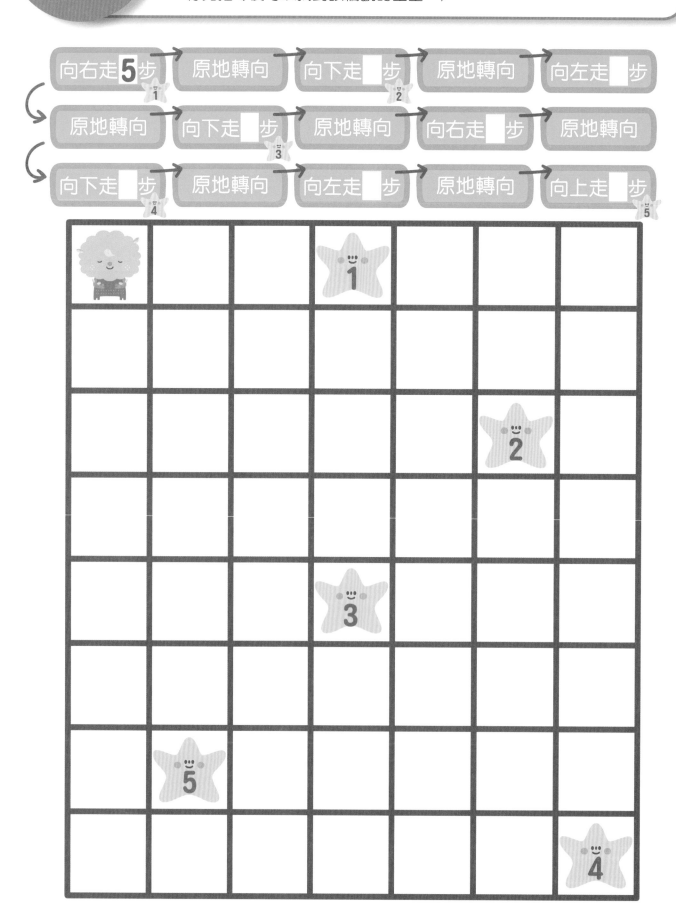

下面有 13 個程式指令卡，請問如何排序可以讓樹寶依照黃色路線找到所有的水果呢？請將指令卡依序標上序號。

1 向右走6步　2 原地轉向　　○ 原地轉向　　○ 向上走5步　　○ 原地轉向

○ 向左走2步　○ 原地轉向　　○ 原地轉向　　○ 向下走5步　　○ 向左走1步

○ 向下走7步　○ 原地轉向　　○ 向左走3步

原地轉向

向右走6步

請依序執行 15 個程式指令讓樹寶沿路拜訪好朋友們。請問有哪些朋友不在這個路線上呢？請在右邊圈選出來。

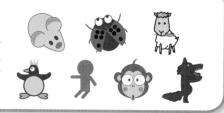

向右走1步 → 原地轉向 → 向下走2步 → 原地轉向 → 向右走4步

原地轉向 → 向上走1步 → 原地轉向 → 向右走1步 → 原地轉向

向下走6步 → 原地轉向 → 向左走4步 → 原地轉向 → 向上走1步

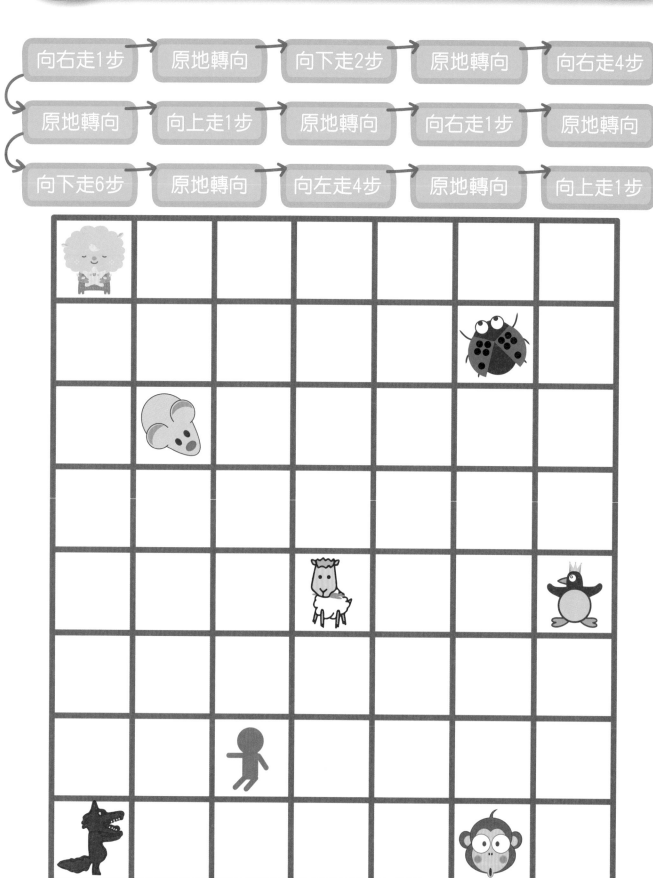

請轉動水管銜接轉盤，使正確方向的顏色指針指向水管，讓水往指定的方向流動。四個顏色指針各代表四個方向，另外有兩個轉盤旋轉方向（參考對照表）。每個轉盤最多只能轉一次（45度），請依正確的旋轉方向將轉盤中間的圓形塗上紅色（向右轉）或黃色（向左轉）。

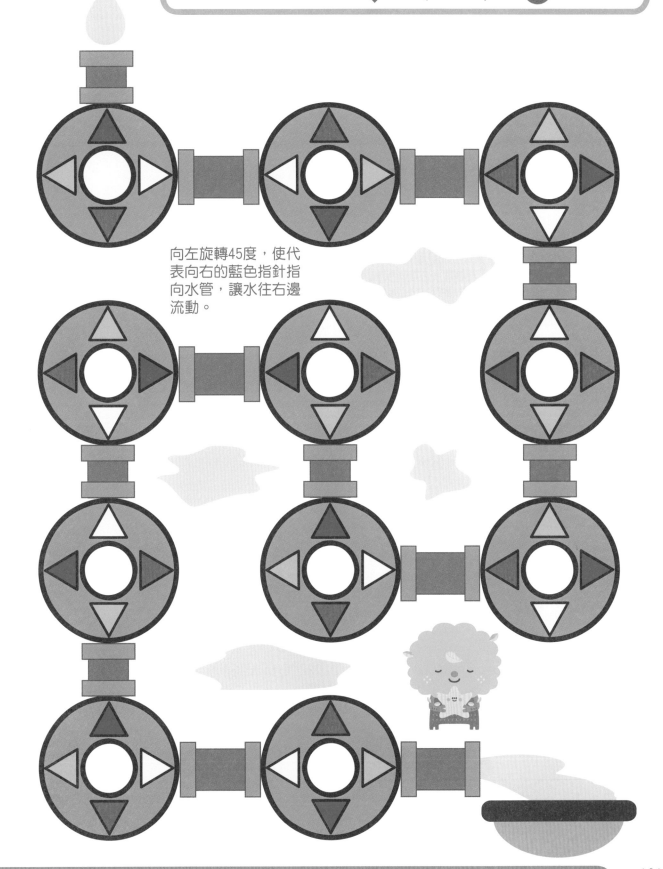

向左旋轉45度，使代表向右的藍色指針指向水管，讓水往右邊流動。

3-3-6

請轉動水管銜接轉盤,使正確方向的顏色指針指向水管,讓水往指定的方向流動。四個顏色指針各代表四個方向,另外有兩個轉盤旋轉方向(參考對照表)。轉盤轉動的次數不限,請依正確的旋轉方向將轉盤中間的圓形塗上紅色(向右轉)或黃色(向左轉),並填入轉動次數。

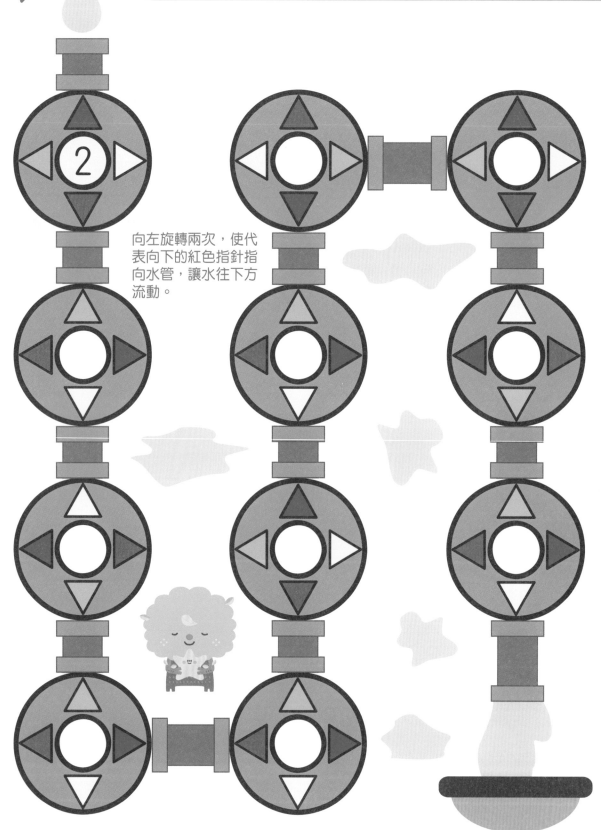

向左旋轉兩次,使代表向下的紅色指針指向水管,讓水往下方流動。

請轉動水管銜接轉盤，使正確方向的顏色指針指向水管，讓水往指定的方向流動。四個顏色指針各代表四個方向，另外有兩個轉盤旋轉方向（參考對照表）。轉盤轉動的次數不限，請判斷各個轉盤依照指定旋轉方向所轉動的次數是否正確，並且將錯誤的圈起來並修改正確。

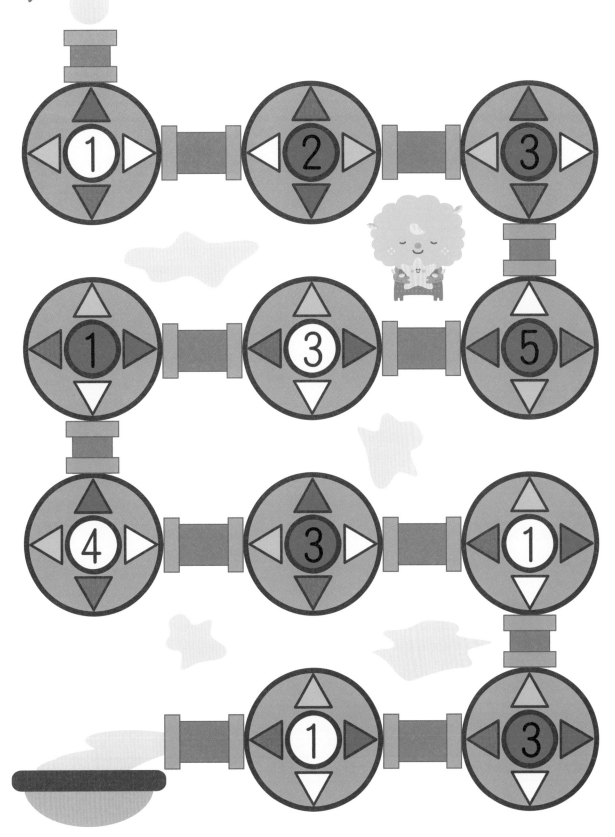

解答

1-1-1

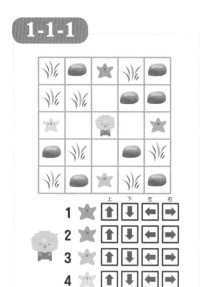

1-1-2

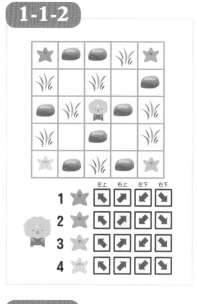

1-1-3

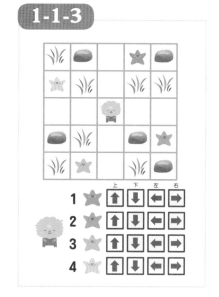

1-1-4

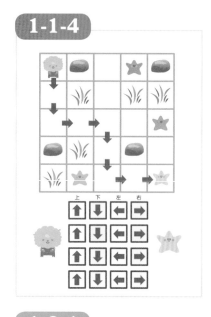

1-1-5

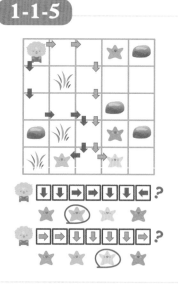

1-1-6

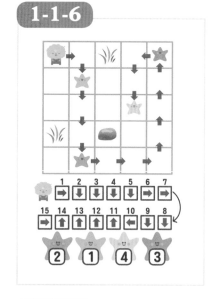

1-2-1

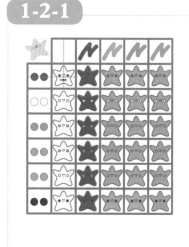

1-2-2

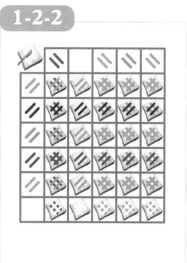

1-2-3

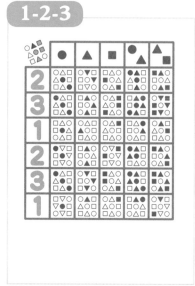

解答

1-2-4

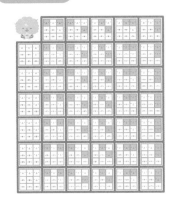

1-2-5

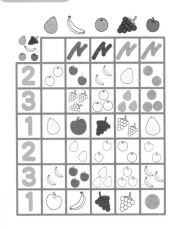

1-2-6

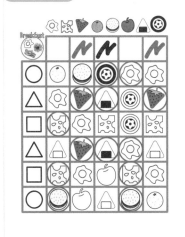

1-3-1

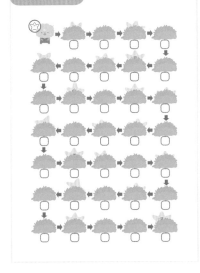

1-3-2

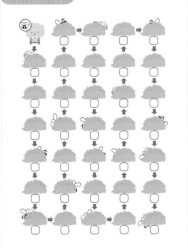

1-3-3

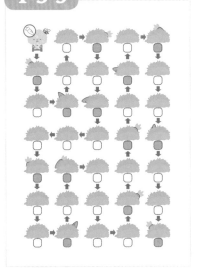

1-3-4

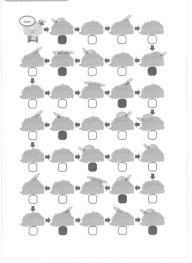

1-3-5

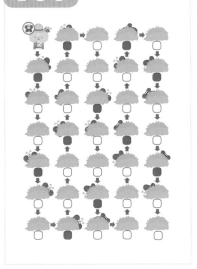

1-3-6

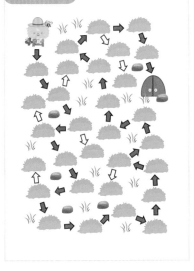

解答

1-4-1

1-4-2

1-4-3

1-4-4

1-4-5

1-4-6

1-5-1

1-5-2

1-5-3

解答

1-5-4

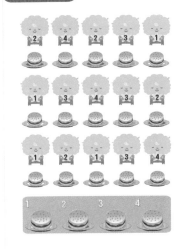

1-5-5

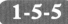

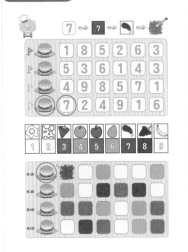

1-5-6

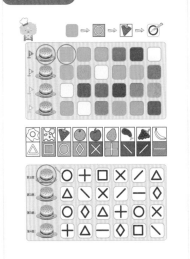

1-6-1

1-6-2

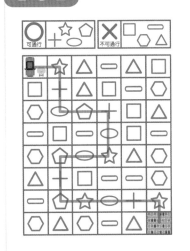

1-6-3

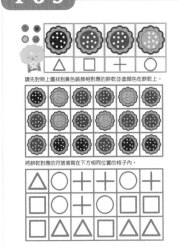

1-6-4

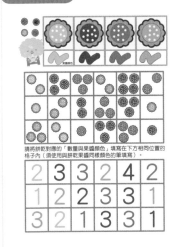

1-6-5

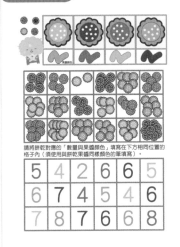

1-6-6

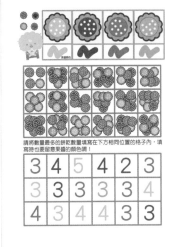

2-1-1

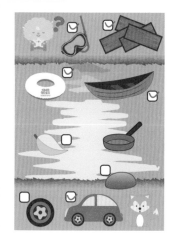

2-1-2

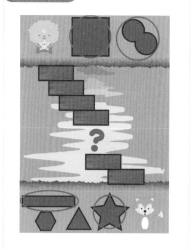

2-1-3

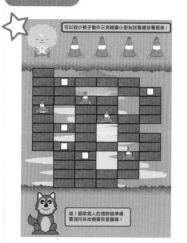

2-1-4

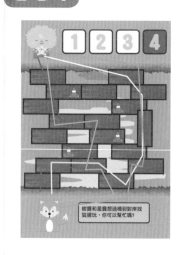

2-1-5

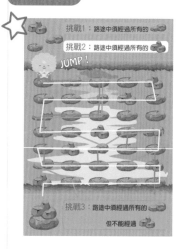

2-1-6

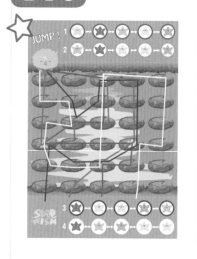

2-2-1

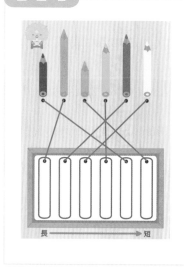

2-2-2

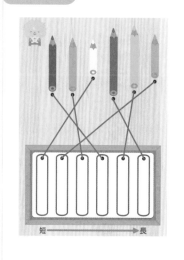

2-2-3

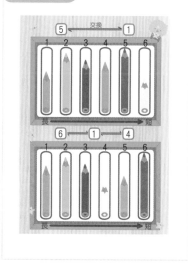

解 答

2-2-4
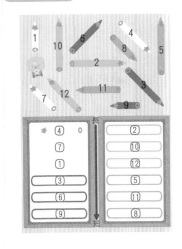

2-2-5
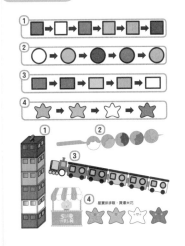

2-2-6
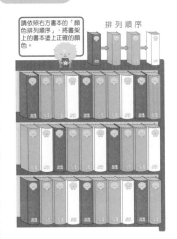

2-3-1
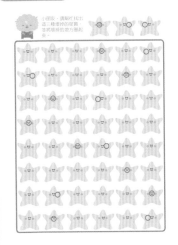

2-3-2
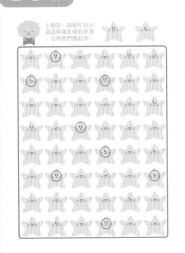

2-3-3
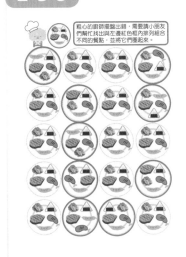

2-3-4
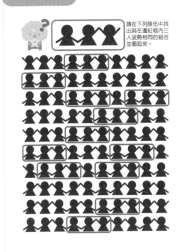

2-3-5
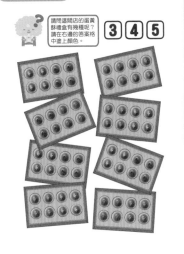

2-3-6
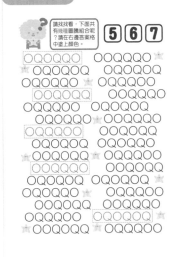

解 答

2-4-1

依照下列紅色框框內的順序走（不可斜向），走「最遠」，會找到哪一顆繽果呢？請將下方的空格著色，每次走完幫小朋友數數看走了幾步繽果呢！（提示：最遠為16步。）

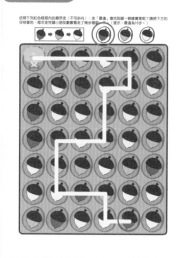

2-4-2

依照下列順序走（不可斜向）並將繽果著色，最後能找到哪顆繽果呢？請在右邊的蒼果空格著色。

 20 21 22

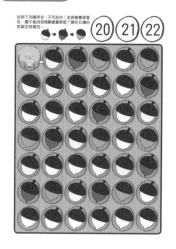

2-4-3

樹寶想搭交通工具去找星寶，請問各需要搭車、搭船幾次才能順利抵達呢？

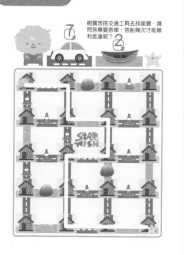

2-4-4

透過轉鈕轉動紅色的指針可獲得不同的數字密碼。連續轉動時請留意填寫的葡萄指示讀！

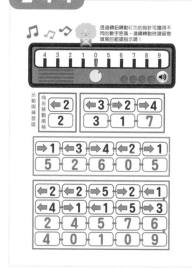

2-4-5

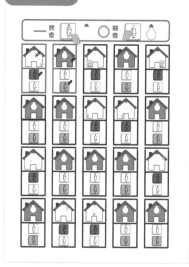

2-4-6

請將開關打開卻沒有發光的燈泡連上紅色的線、開關關閉卻沒有關閉的電燈連上綠色的線。

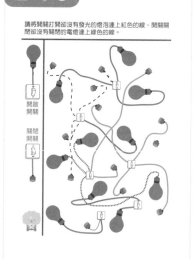

2-5-1

請利用下列四塊形狀積木拼裝成各式各樣的積木造型。（提示：不可重複使用）

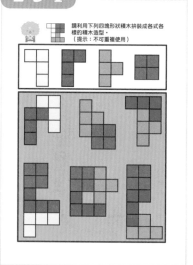

2-5-2

請問從幾號路線出發，可以最快找到蘋果？請將數字圖畫塗紅色；幾號路線會最慢找到蘋果，請將數字圖畫塗藍色。（每走一條線段算一步蘋，行進方式請見下方紅色線）

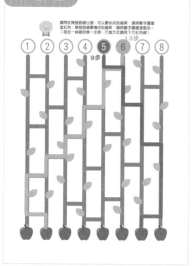

2-5-3

請問走幾號路線可以摘到最多蘋果？請將圖畫塗上紅色；幾號路線會到最少的蘋果？請將圖畫塗上藍色。（每走一條線段算一步，行進方式請見2-5-2的玩法）

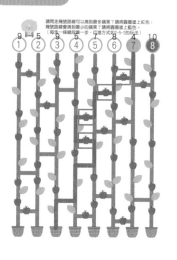

140

解答

遊戲左上方有標記 ☆，代表此遊戲解答不只一種，可以自由發揮。

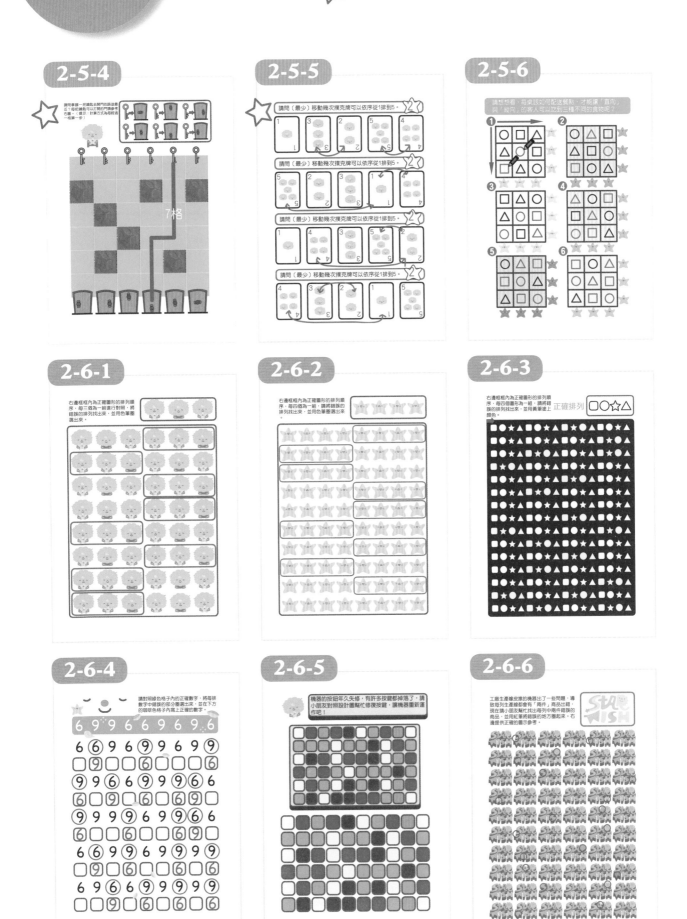

解 答

遊戲左上方有標記 ☆，代表此遊戲解答不只一種，可以自由發揮。

3-1-1

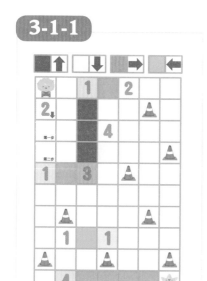

3-1-2

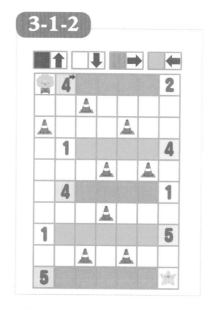

3-1-3

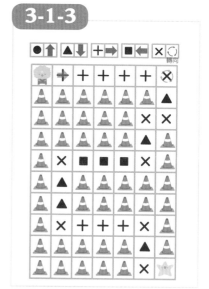

3-1-4

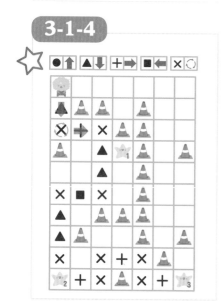

3-1-5

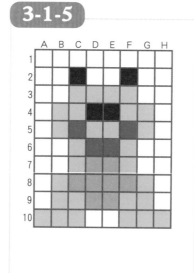

3-1-6

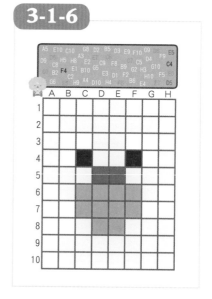

3-1-7

請小朋友自由創作

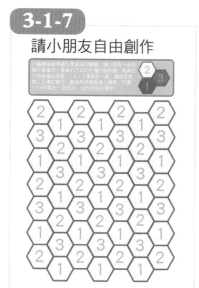

3-1-8

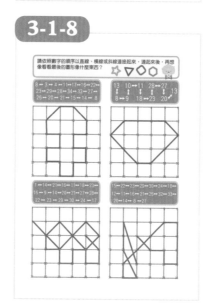

3-1-9

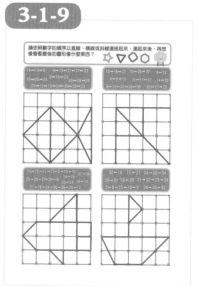

解答

3-1-10

請依照條碼下方的數字，參考右上方的設計圖，將空白的條碼塗上正確的顏色吧！

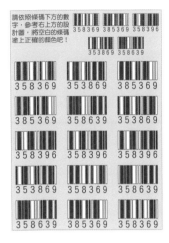

3-2-1

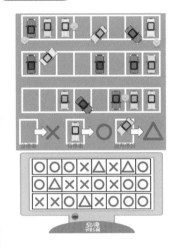

3-2-2

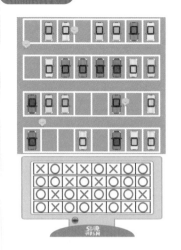

3-2-3

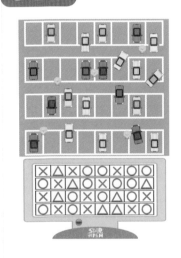

3-2-4

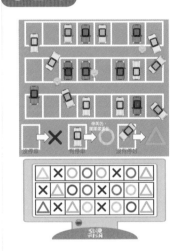

3-2-5

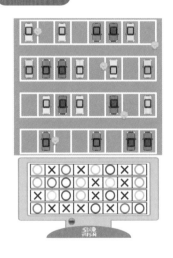

3-2-6

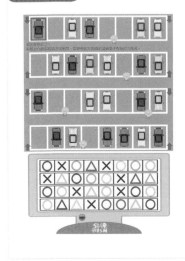

3-2-7

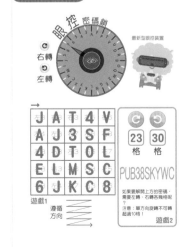

3-2-8

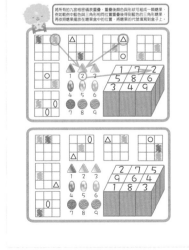

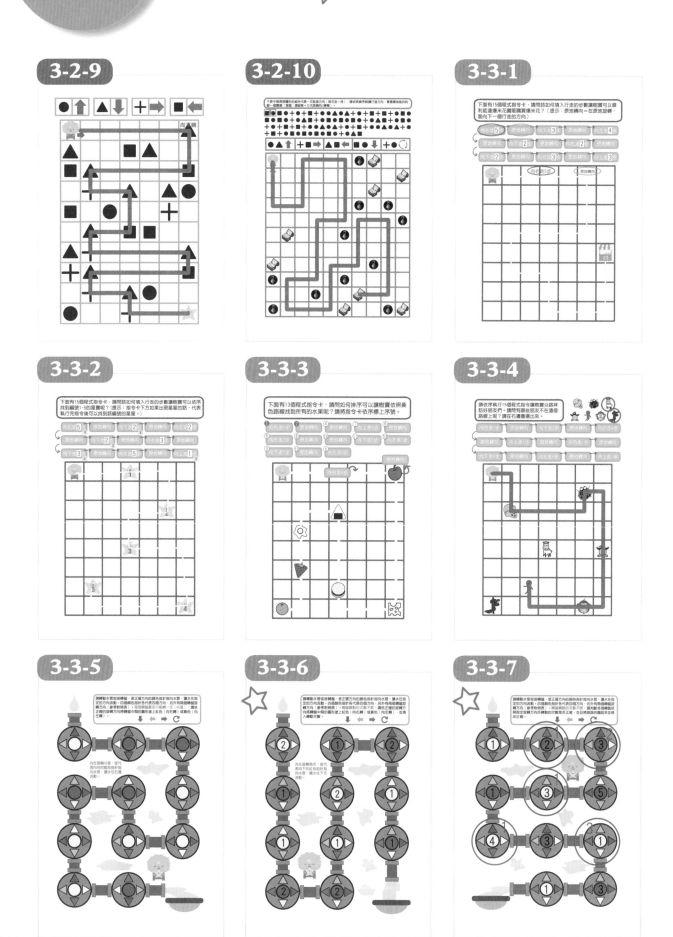

視覺 專注力遊戲 在家輕鬆玩 ❺

編碼闖關遊戲

作　　　　者 / 陳宜男
選　　　　書 / 陳雯琪
主　　　　編 / 陳雯琪
助 理 編 輯 / 林子涵

業 務 經 理 / 羅越華
行 銷 經 理 / 王維君
總 編 輯 / 林小鈴
發 行 人 / 何飛鵬
出　　　　版 / 新手父母出版
　　　　　　　城邦文化事業股份有限公司
　　　　　　　台北市中山區民生東路二段141 號8 樓
　　　　　　　電話：(02) 2500-7008　傳真：(02) 2502-7676
　　　　　　　E-mail：bwp.service@cite.com.tw
發　　　　行 / 英屬蓋曼群島商家庭傳媒股份有限公司城邦分公司
　　　　　　　台北市中山區民生東路二段141 號8 樓
　　　　　　　讀者服務專線：02-2500-7718；02-2500-7719
　　　　　　　24 小時傳真服務：02-2500-1900；02-2500-1991
　　　　　　　讀者服務信箱 E-mail：service@readingclub.com.tw
　　　　　　　劃撥帳號：19863813
　　　　　　　戶名：書虫股份有限公司
香 港 發 行 所 / 城邦（香港）出版集團有限公司
　　　　　　　香港灣仔駱克道193 號東超商業中心1F
　　　　　　　電話：(852) 2508-6231　傳真：(852) 2578-9337
　　　　　　　E-mail：hkcite@biznetvigator.com
馬 新 發 行 所 / 城邦（馬新）出版集團 Cite(M) Sdn. Bhd. (458372 U)
　　　　　　　11, Jalan 30D/146, Desa Tasik,
　　　　　　　Sungai Besi, 57000 Kuala Lumpur, Malaysia.
　　　　　　　電話：(603) 90563833　傳真：(603) 90562833

遊戲繪製 / 陳宜男
封面、版型設計 / 鍾如娟
內頁排版 / 鍾如娟
製版印刷 / 卡樂彩色製版印刷有限公司

初版 / 2020年07月14日　　　　Printed in Taiwan
定價350 元

城邦讀書花園
www.cite.com.tw